全国高职高专药学类专业规划教材（第三轮）

药物警戒

（供药学类、药品与医疗器械类专业用）

主　编　李　霞　林　鑫

副主编　路长飞　桑　媛　李　欣　张君利

编　者　（以姓氏笔画为序）

邓亚宁（山西药科职业学院）

许莉莉（山东省药品不良反应监测中心）

李　欣（鲁南制药集团股份有限公司）

李　霞（山东省药品不良反应监测中心）

李永梅（滨州医学院烟台附属医院）

杨显辉（郑州铁路职业技术学院）

张玉莹（山东药品食品职业学院）

张君利（滨州医学院烟台附属医院）

林　鑫（山东药品食品职业学院）

赵玉娟（山东省药品不良反应监测中心）

郭　健（白城医学高等专科学校）

郭位先（河北化工医药职业技术学院）

陶艺文（长春医学高等专科学校）

桑　媛（威海市食品药品检验检测研究院）

黄　琳（山东省药品不良反应监测中心）

崔小康（山东省药品不良反应监测中心）

路长飞（山东省药品不良反应监测中心）

翟佳黛（淄博职业学院）

编写秘书　张玉莹

中国健康传媒集团

中国医药科技出版社

内 容 提 要

本教材是"全国高职高专药学类专业规划教材（第三轮）"之一，系根据本套教材的编写指导思想和原则要求，结合专业培养目标和本课程的教学目标、内容与任务要求编写而成。本教材包括四个模块七个项目，共 16 个任务和 16 个实训。通过本课程学习，有助于学生掌握药物警戒的相关理论、工作流程及研究方法，学会岗位规范操作要求，提升实践动手能力和职业素养。本教材为书网融合教材，即纸质教材有机融合电子教材、教学配套资源（PPT、微课、视频等）、题库系统、数字化教学服务（在线教学、在线作业、在线考试），使教学资源更加多样化、立体化。

本教材可供全国高职高专院校药学类、药品与医疗器械类专业师生使用，也可作为药品生产企业、医疗机构等从业人员培训用书。

图书在版编目（CIP）数据

药物警戒／李霞，林鑫主编. --北京：中国医药科技出版社，2024.7. --（全国高职高专药学类专业规划教材）.

ISBN 978-7-5214-4755-2

Ⅰ. R954

中国国家版本馆 CIP 数据核字第 2024110NC8 号

美术编辑　陈君杞

版式设计　友全图文

出版　**中国健康传媒集团**｜中国医药科技出版社

地址　北京市海淀区文慧园北路甲 22 号

邮编　100082

电话　发行：010-62227427　邮购：010-62236938

网址　www.cmstp.com

规格　889mm×1194mm $\frac{1}{16}$

印张　$9\frac{3}{4}$

字数　278 千字

版次　2024 年 7 月第 1 版

印次　2024 年 7 月第 1 次印刷

印刷　天津市银博印刷集团有限公司

经销　全国各地新华书店

书号　ISBN 978-7-5214-4755-2

定价　**39.00** 元

获取新书信息、投稿、为图书纠错，请扫码联系我们。

数字化教材编委会

主　　编　李　霞　林　鑫

副主编　路长飞　桑　媛　李　欣　张君利

编　　者　（以姓氏笔画为序）

邓亚宁（山西药科职业学院）

许莉莉（山东省药品不良反应监测中心）

杜　沛（山东药品食品职业学院）

李　欣（鲁南制药集团股份有限公司）

李　霞（山东省药品不良反应监测中心）

李永梅（滨州医学院烟台附属医院）

杨显辉（郑州铁路职业技术学院）

张玉莹（山东药品食品职业学院）

张君利（滨州医学院烟台附属医院）

林　鑫（山东药品食品职业学院）

赵玉娟（山东省药品不良反应监测中心）

郭　健（白城医学高等专科学校）

郭位先（河北化工医药职业技术学院）

陶艺文（长春医学高等专科学校）

桑　媛（威海市食品药品检验检测研究院）

黄　琳（山东省药品不良反应监测中心）

崔小康（山东省药品不良反应监测中心）

路长飞（山东省药品不良反应监测中心）

翟佳黛（淄博职业学院）

编写秘书　张玉莹

出版说明

全国高职高专药学类专业规划教材，第一轮于2015年出版，第二轮于2019年出版，自出版以来受到各院校师生的欢迎和好评。为深入学习贯彻党的二十大精神，落实《国务院关于印发国家职业教育改革实施方案的通知》《关于深化现代职业教育体系建设改革的意见》《关于推动现代职业教育高质量发展的意见》等有关文件精神，适应学科发展和高等职业教育教学改革等新要求，对标国家健康战略、对接医药市场需求、服务健康产业转型升级，进一步提升教材质量、优化教材品种，支撑高质量现代职业教育体系发展的需要，使教材更好地服务于院校教学，中国健康传媒集团中国医药科技出版社在教育部、国家药品监督管理局的领导下，组织和规划了"全国高职高专药学类专业规划教材（第三轮）"的修订和编写工作。本轮教材共包含39门，其中32门为修订教材，7门为新增教材。本套教材定位清晰、特色鲜明，主要体现在以下方面。

1. 强化课程思政，辅助三全育人

贯彻党的教育方针，坚决把立德树人贯穿、落实到教材建设全过程的各方面、各环节。教材编写将价值塑造、知识传授和能力培养三者融为一体。深度挖掘提炼专业知识体系中所蕴含的思想价值和精神内涵，科学合理拓展课程的广度、深度和温度，多角度增加课程的知识性、人文性，提升引领性、时代性和开放性，辅助实现"三全育人"（全员育人、全程育人、全方位育人），培养新时代技能型创新人才。

2. 推进产教融合，体现职教特色

围绕"教随产出、产教同行"，引入行业人员参与到教材编写的各环节，为教材内容适应行业发展献言献策。教材内容体现行业最新、成熟的技术和标准，充分体现新技术、新工艺、新规范。

3. 创新教材模式，岗课赛证融通

教材紧密结合当前实际要求，教材内容与技术发展衔接、与生产过程对接、人才培养与现代产业需求融合。教材内容对标岗位职业能力，以学生为中心、成果为导向，持续改进，确立"真懂（知识目标）、真用（能力目标）、真爱（素质目标）"的教学目标，从知识、能力、素养三个方面培养学生的理想信念，提升学生的创新思维和意识；梳理技能竞赛、职业技能等级考证中的理论知识、实操技能、职业素养等内容，将其对应的知识点、技能点、竞赛点与教学内容深度衔接；调整和重构教材内容，推进与技能竞赛考核、职业技能等级证书考核的有机结合。

4. 建新型态教材，适应转型需求

适应职业教育数字化转型趋势和变革要求，依托"医药大学堂"在线学习平台，搭建与教材配套的数字化课程教学资源（数字教材、教学课件、视频及练习题等），丰富多样化、立体化教学资源，并提升教学手段，促进师生互动，满足教学管理需要，为提高教育教学水平和质量提供支撑。

PREFACE 前言

2021 年 5 月 7 日，国家药品监督管理局《药物警戒质量管理规范》（以下简称"《规范》"）发布，自 2021 年 12 月 1 日起正式施行。依法实施《规范》是贯彻落实《中华人民共和国药品管理法》关于国家建立药物警戒制度的重要措施，也是我国制药行业逐步融入全球药物警戒发展格局的关键因素，更是保障公众用药安全、全面推进健康中国建设的技术保证。为了更好地适应新形势下药物警戒工作的需要，以及药学类、药品与医疗器械类高职高专相关专业教学改革的要求，山东省药品不良反应监测中心会同山东药品食品职业学院组织来自监管部门、医疗机构、高等院校及制药行业的 18 位专家学者共同编写了《药物警戒》这本教材。

通过本课程的学习，学生能够掌握药物警戒的相关理论、工作流程及研究方法，学会岗位规范操作要求，提高实践动手能力，同时提升职业道德和素养，为后续从事药物警戒工作奠定理论和技能基础。

全书每个项目前都设置了"学习目标""学习引导"，便于对本项目内容与要求有所了解；"情境导入"以完成具体任务为线索，便于领会学习的核心内容；"即学即练"有助于随学随练，即时巩固理论知识；"知识链接"强化思政引领，注重药德教育，将专业精神、职业精神和工匠精神融入教材内容中，充分发挥教材建设在提高人才培养质量中的基础性作用；在任务后附有"实践实训"，强化学生专业技能培养，学以致用。每个模块后配有习题，扫描相应二维码可以获取。本教材为书网融合教材，即纸质教材有机融合电子教材、教学配套资源（PPT、微课、视频、图片等）、题库系统、数字化教学服务（在线教学、在线作业、在线考试），使教学资源更加多样化、立体化。

本教材包括四个模块七个项目，共 16 个任务和 16 个实训。分别如下：模块一药物警戒认知，介绍了药物警戒与药品不良反应的联系和区别、药物警戒的发展以及医疗器械警戒的发展现状；模块二药物警戒质量管理，介绍了药物警戒体系建设中的组织机构设置和人员管理、质量保证系统的建立；模块三临床试验期间药物警戒，介绍了临床试验期间药物警戒体系中信息收集与处理、报告与提交；模块四上市后药物警戒，介绍了药品上市后不良反应监测与报告、风险识别与评估及风险控制。编写分工如下：李霞编写模块一中的药物警戒与药品不良反应，路长飞编写模块一中的国际药物警戒发展，张君利编写模块一中的我国药物警戒发展，李欣编写模块一中的中药药物警戒发展，赵玉娟编写模块一中的医疗器械警戒发展，林鑫编写项目一中的任务一、任务二，崔小康编写项目二中的任务一，翟佳黛编写项目二中的任务二，郭健编写项目二中的任务三，李欣编写项目二中的任务四，郭位先编写项目三中的任务一，李永梅编写项目三中的任务二，黄琳编写项目四中的任务一，张玉莹编写项目五中的任务一，邓亚宁编写项目五中的任务二，陶艺文编写项目五中的任务三，杨显辉编写项目六中的任务一，许莉莉编写项目六中的任务二，桑媛编写项目七。

本教材可供全国高职高专院校药学类、药品与医疗器械类相关专业师生使用，也可作为药品生产企业、医疗机构等从业人员培训用书。

本教材在编写过程中，借鉴参考了《药品GVP指南》《药物警戒实践》等图书，特向各图书的编写专家表示崇高的敬意。本教材在编写过程中，进行了大量的调研，得到了许多行业专家、企业技术人员、参编单位的支持和帮助，在此表示衷心的感谢！由于编者水平所限，本书难免会有疏漏之处，望广大读者批评指正。

编　者

2024 年 4 月

CONTENTS 目录

模块一 药物警戒认知

一、药物警戒与药品不良反应 ·· 1

二、药物警戒发展 ·· 4

三、医疗器械警戒发展 ·· 10

模块二 药物警戒质量管理

项目一 组织机构与人员 ·· 15

任务一 组织机构设置 ·· 15

一、药品安全委员会 ·· 16

二、药物警戒部门 ·· 17

三、药物警戒相关部门 ·· 19

实训1 设置组织机构 ·· 20

任务二 人员与资源管理 ·· 21

一、人员任职管理 ·· 21

二、人员培训管理 ·· 23

三、设备与资源管理 ·· 24

实训2 开展人员培训 ·· 25

项目二 质量保证系统 ·· 28

任务一 质量管理体系建立 ·· 28

一、质量目标 ·· 29

二、质量保证系统 ·· 29

三、质量控制指标 ·· 30

四、关键质量管理活动 ·· 31

五、药物警戒体系主文件 ·· 32

实训3 药物警戒体系主文件撰写 ·· 33

任务二 制度与规程文件管理 ·· 34

一、制度与规程文件制定原则 ·· 34

二、制度与规程文件类别 ·· 35

三、制度与规程文件的主要内容 ·· 36

四、制度与规程文件的管理要求 ·· 37

五、制度与规程文件全生命周期各环节管理重点 ································ 38

实训4　编写《药物警戒文件标准操作规程》 ······································ 40

任务三　记录与数据管理 ··· 41

一、记录与数据分类 ·· 41

二、记录与数据管理的基本要求 ·· 42

三、记录与数据管理的生命周期 ·· 43

实训5　记录与数据管理 ·· 46

任务四　内部审核 ·· 47

一、内部审核实施指导 ··· 47

二、内部审核流程 ··· 49

三、内部审核资料管理 ··· 53

实训6　药物警戒内审实施 ·· 54

模块三　临床试验期间药物警戒

项目三　信息收集与处理 ·· 56

任务一　严重不良事件收集及处理 ··· 57

一、严重不良事件的判断 ··· 58

二、严重不良事件的信息收集 ··· 58

三、严重不良事件的评价 ··· 62

四、严重不良事件的处理 ··· 65

五、严重不良事件报告时限 ·· 65

六、严重不良事件报告流程 ·· 66

七、数据监查委员会 ·· 66

实训7　严重不良事件的报告 ·· 67

任务二　可疑且非预期严重不良反应收集与处理 ································ 69

一、可疑且非预期严重不良反应的判定 ·· 69

二、可疑且非预期严重不良反应的收集 ·· 70

三、可疑且非预期严重不良反应的报告 ·· 71

实训8　一例可疑且非预期严重不良反应的收集和处理 ······················· 74

项目四　报告与提交 ·· 77

任务　研发期间安全性更新报告撰写及提交 ······································ 77

一、研发期间安全性更新报告的作用 ··· 77

二、研发期间安全性更新报告的报告范围 ··· 78

三、研发期间安全性更新报告的报告撰写 ……………………………………………… 78

四、研发期间安全性更新报告的递交要求 ……………………………………………… 82

实训 9 审核研发期间安全性更新报告的撰写及提交的规范性 …………………………… 83

模块四 上市后药物警戒

项目五 监测与报告 ……………………………………………………………………… **86**

任务一 信息收集 …………………………………………………………………………… 86

一、信息收集范围 …………………………………………………………………………… 87

二、信息收集渠道 …………………………………………………………………………… 87

三、重点监测 ………………………………………………………………………………… 92

实训 10 信息收集 …………………………………………………………………………… 92

任务二 信息处置 …………………………………………………………………………… 93

一、信息记录 ………………………………………………………………………………… 93

二、信息的传递 ……………………………………………………………………………… 99

三、信息的核实 …………………………………………………………………………… 101

实训 11 信息的记录与传递 ……………………………………………………………… 102

任务三 报告与评价 ……………………………………………………………………… 103

一、个例药品不良反应报告的确认 ……………………………………………………… 104

二、个例药品不良反应报告的评价 ……………………………………………………… 105

三、个例药品不良反应报告的提交 ……………………………………………………… 107

四、个例药品不良反应的随访和调查 …………………………………………………… 109

五、药品群体不良事件报告 ……………………………………………………………… 110

实训 12 审查个例药品不良反应报告表 ………………………………………………… 111

项目六 风险识别与评估 ……………………………………………………………… **114**

任务一 信号检测 ………………………………………………………………………… 114

一、信号检测方法的选择 ………………………………………………………………… 115

二、信号检测频率的确定 ………………………………………………………………… 116

三、信号评价 ……………………………………………………………………………… 117

四、聚集性信号的处置 …………………………………………………………………… 119

实训 13 信号检测方法和流程 …………………………………………………………… 120

任务二 风险评估 ………………………………………………………………………… 120

一、风险因素 ……………………………………………………………………………… 121

二、风险特征描述 ………………………………………………………………………… 122

三、风险类型 ……………………………………………………………………………… 124

四、风险评估报告 ………………………………………………………………………… 124

五、风险分级 ……………………………………………………………………………… 125

　　六、药品上市后安全性研究 ┈┈┈┈┈┈┈┈┈┈┈┈┈┈┈┈┈┈┈┈┈┈┈ 125
　实训 14　开展药品安全风险评估 ┈┈┈┈┈┈┈┈┈┈┈┈┈┈┈ 126

项目七　风险控制 ┈┈┈┈┈┈┈┈┈┈┈┈┈┈┈┈┈┈┈┈┈┈┈┈┈┈┈┈┈ **129**
　任务一　风险控制措施 ┈┈┈┈┈┈┈┈┈┈┈┈┈┈┈┈┈┈┈┈┈┈┈┈┈ 129
　　一、常规风险控制措施 ┈┈┈┈┈┈┈┈┈┈┈┈┈┈┈┈┈┈┈┈┈┈┈ 130
　　二、特殊风险控制措施 ┈┈┈┈┈┈┈┈┈┈┈┈┈┈┈┈┈┈┈┈┈┈┈ 133
　　三、药物警戒计划 ┈┈┈┈┈┈┈┈┈┈┈┈┈┈┈┈┈┈┈┈┈┈┈┈┈┈ 134
　实训 15　风险控制措施实训 ┈┈┈┈┈┈┈┈┈┈┈┈┈┈┈┈┈┈┈ 136
　任务二　风险沟通 ┈┈┈┈┈┈┈┈┈┈┈┈┈┈┈┈┈┈┈┈┈┈┈┈┈┈┈ 137
　　一、药物警戒风险沟通策略 ┈┈┈┈┈┈┈┈┈┈┈┈┈┈┈┈┈┈┈ 137
　　二、药物警戒风险沟通实践 ┈┈┈┈┈┈┈┈┈┈┈┈┈┈┈┈┈┈┈ 139
　实训 16　风险沟通实训 ┈┈┈┈┈┈┈┈┈┈┈┈┈┈┈┈┈┈┈┈┈┈ 142

参考文献 ┈┈┈┈┈┈┈┈┈┈┈┈┈┈┈┈┈┈┈┈┈┈┈┈┈┈┈┈┈┈┈┈┈┈┈ **144**

模块一 药物警戒认知

PPT

学习目标

1. 掌握药物警戒的概念与内涵。
2. 熟悉药品不良反应的概念与分类，药品不良反应和药物警戒区别。
3. 了解国内外药物警戒及医疗器械警戒的发展现状。

学习引导

20世纪中叶，在药物发展史上出现了"反应停""磺胺酏剂"等著名的药害事件，对人类健康造成了巨大影响。在系列药害事件的影响下，人们对于药物的安全性和有效性的认识也日渐深入，自1974年法国开启了药物警戒概念的先河至今，历经半个世纪的发展，人类不断探索识别药品不良反应的方法，逐渐形成了药品不良反应监测的模式，对临床真实病例的用药安全性进行监测。我国从1992年开展药品不良反应监测，历经30余年的发展，到2019年国家明确提出要建立药物警戒体系。什么是药物警戒呢？药物警戒和药品不良反应有哪些区别和联系，药物警戒在国内外是如何发展的？

本模块主要介绍药物警戒、药品不良反应的概念、药物警戒的发展以及医疗器械警戒的发展现状。

一、药物警戒与药品不良反应 微课1

2019年12月新修订实施的《中华人民共和国药品管理法》（以下简称《药品管理法》）正式将药物警戒纳入法律，提出国家建立药物警戒制度，包括对药品不良反应（ADR）及其他与用药有关的有害反应进行监测、识别、评估和控制等内容，明确药品上市许可持有人须承担药物警戒职责。

即学即练

《药品管理法》提出，国家建立药物警戒制度，对药品不良反应及其他与用药有关的有害反应进行（　　）。

A. 监测　　　　　　　B. 识别　　　　　　　C. 评估　　　　　　　D. 控制

（一）药物警戒的概念

1974年，法国首先提出了"药物警戒"的概念，通过这个概念赋予了药物安全新的内涵，对药物警戒理论进行了比较科学性的描述，强调了药物警戒工作的重点内容是药品不良反应的发现、评价、理解和防范。

1992年，欧盟专家组经过讨论，首次明确了"药物警戒"的定义："对药品，特别是对其在正常用法用量下出现的非需要的效应，进行有关信息收集与评价的体系，也应包括常见的药物误用与严重的药物滥用信息的收集"。药物警戒关注的内容开始扩展。

同年，法国药物流行病学家Begaud在其专著中给出了药物警戒的释义：药物警戒是监测和防止药品不良反应的所有方法，贯穿药品全生命周期，包括药物上市后的监测、药物在临床甚至临床前研制阶段的监测。

2001 年，药物警戒的定义进一步涵盖为："药品不良反应监测的结果中发现的用药错误与治疗失败；报告这些错误与失败，以尽量减少医源性问题，并促使合理、安全用药；报告这些错误与失败，以发现药品质量问题，并促使药物合理生产与经营"。

2002 年，WHO 在《药物警戒的重要性 – 医药产品的安全性监测》一书中进一步完善了药物警戒的定义，将药物警戒定义为：发现、评估、理解和防范不良反应或者任何其他与药物相关问题的科学和活动。

目前国际社会中药物警戒关注重点可以概括为以下几个方面：药品不良反应、药物的相互作用、药物误用、药物滥用、假药和劣药、药品过量引起的急慢性中毒、药物的用法错误等所致的、潜在的药品安全性问题。随着药物警戒的不断发展，将来还可能会扩展更多的工作内容。

（二）药物警戒的内涵

随着药物警戒工作的广泛运用，人们逐渐对药物警戒的科学内涵有了更深刻的认识。除了关注上市药品早期监测中发现的药品不良反应/事件（ADR/AE）的相关信号，也关注在研发及临床使用过程中可能发生的任何与用药风险相关的损害等，一切涉及药物安全信息的发现、理解与预防相关工作都包括在药物警戒的工作中。

2019 年 12 月起施行的《药品管理法》规定："国家建立药物警戒制度，对药品不良反应及其他与用药有关的有害反应进行监测、识别、评估和控制。"标志着我国正式在法律层面上确立了药物警戒制度，并明确了药物警戒的工作内容包括药物有害反应的监测、识别、评估和控制四个方面。

"监测"是指发现药品全生命周期中出现的所有与用药有关的风险，也包括药品不良反应在内；"识别"是指辨认风险信号并鉴别有害反应的类型；"评估"指对药物有害反应进行监测、识别之后，对损害的程度进行评估并开展风险/获益评价。国际医学科学组织委员会（The Council for International Organizations of Medical Sciences，CIOMS）将"风险评估"概括为，识别和描述与产品使用相关风险的性质、频率和严重程度。药品风险控制是药物警戒的核心内容，是指针对经过风险识别、风险评估后的风险问题采取措施或策略。

（三）药品不良反应

药品不良反应的收集和报告是最基础的药物警戒活动，合格药品在正常用法用量下发生的和用药目的无关的有害反应称作药品不良反应。按照与药理作用有无关联性分类，分为 A、B、C 型；按照药品不良反应性质分类，分为副作用、毒性作用、后遗效应、变态反应、继发反应、特异质反应、药物依赖性、致癌、致突变、致畸作用等。

1. 按药理作用分类

（1）A 型不良反应　是由于药品的药理作用增强所致，其特点是可以预测，通常与剂量相关，减量或停药后症状减轻或消失，一般发生率高、死亡率低。副作用、毒性反应、继发反应、后遗效应、首剂效应和撤药反应等均属 A 型不良反应。

（2）B 型不良反应　是指与药品本身药理作用无关的异常反应，其特点是与使用剂量无关，一般难以预测，发生率低，死亡率高，而且时间关系明确。过敏反应、特异质反应属于此类。

（3）C 型不良反应　一般在长期用药后出现，其潜伏期较长，药品和不良反应之间没有明确的时间关系，其特点是背景发生率高，用药史复杂，难以用试验重复，其发生机理不清，有待于进一步研究和探讨。

2. 按药品不良反应性质分类

（1）副作用　是指治疗剂量下出现的与治疗目的无关的作用。产生副作用的原因是药理基础时药品作用选择性低、作用范围广，当治疗利用其中的一个药理作用时，其他作用就成了副作用。随着治疗目的的不同，副作用也可以转化为治疗作用。

（2）毒副作用　由于患者的个体差异、病理状态或合用其他药品引起敏感性增加，在治疗量时造成某种功能或器质性损害。有意或无意地过量服用药品而产生的毒性作用不属于 ADR。毒性作用在性质和程度上都与副作用不同，对患者的危害性也较大。

（3）后遗效应　指停药以后血药浓度已降至有效浓度以下仍存在的生物效应。

（4）变态反应　药品作为半抗原或全抗原刺激机体而发生的非正常的免疫反应。这种反应的发生与药品的剂量无关或关系甚少，治疗量或极小量都可发生。

（5）继发反应　是由于药品的治疗作用所引起的不良后果，又称为治疗矛盾。

（6）特异质反应　指因先天性遗传异常，少数患者用药后发生与药品本身药理作用无关的有害反应。这些反应与一般人群反应不同，往往与这些人的先天性和遗传性因素有关。

（7）药物依赖性　由药物与机体相互作用造成的一种精神状态，有时也包括身体状态，表现出一种强迫性使用或定期使用该药的行为和其他反应，为的是体验它的精神效应，有时也是为了避免由于断药所引起的不舒适。可以发生或不发生耐受性。

（8）致癌作用　化学物质诱发恶性肿瘤的作用。

（9）致突变　指引起遗传物质（DNA）的损伤性变化。

（10）致畸作用　指药物影响胚胎发育而形成畸胎的作用。

（四）药物警戒与药品不良反应的关联

1. 药物警戒与药品不良反应的联系　药物警戒活动包含药品不良反应监测、上市后药物的再评价和药品不良反应的预警等，而药品不良反应主要包含药品上市后再评价，是药物警戒活动的基础。

开展药品不良反应监测的目的是：发现药品安全问题的分布和趋向；收集非预期的药品不良反应的信号；进一步获知药品的获益－风险的属性；为药物上市后的研究提供线索和数据源；为药物上市后的安全监管提供依据。

药物警戒活动开展的目的是：提高与患者用药以及所有与医疗、辅助医疗干预相关的水平和安全性；增进与用药相关的安全性；发现与药品应用相关的问题，并就其发现及时地进行交流和沟通；对药品的获益、危害、有效性及风险进行评估，进而防范伤害，使获益最大化；促使药品安全、合理、更有效（包括成本－效应）地使用；增进对药物警戒的认识，增进与公众之间在药物警戒方面的有效沟通。

2. 药物警戒与药品不良反应的区别　药物警戒与药品不良反应虽有关联，却各有其独特之处（表 1－1）。

首先，二者的概念不同。药品不良反应监测，主要是对那些质量合格的药品在使用过程中可能产生的不良反应进行监控，以确保患者的用药安全。而药物警戒则是一个更为广泛的概念，它不仅涵盖了药品不良反应的监测，还延伸到了对其他药品的警戒，如不符合法定标准的药品、用药差错损害、超说明书用药或不合理用药损害、多种药物联用的相互作用、药物与食物的相互作用等。

其次，二者的工作范围不同。药物警戒的工作范围远超过药品不良反应的监测，它不仅关注药品可能引发的不良反应，还关注用药失误、药品未经验证的适应证、急性与慢性中毒病例、药物相关死亡率以及药物滥用和误用等问题。药物警戒的目标是保障公众用药的安全性和有效性，它需要从药品的全生命周期出发，进行全面的监管和综合评价。

表 1-1 药物警戒与药品不良反应的区别

区别/联系	药物警戒	药品不良反应
监测对象	增加监测对象：低于法定标准的药品、与治疗目的无关的有害反应、药物相互作用等；增加监测内容	质量合格药品
监测内容	药物治疗错误、药物滥用等所有与药物相关的安全问题	正常用法用量使用时出现的与药物作用无关的有害反应
时间范围	贯穿于药品全生命周期	药品上市后阶段
工作本质	积极主动地开展药物安全性评价的各项相关工作	被动地收集、分析和监测药品不良信息
方法手段	除自发报告体系、集中监测、处方事件监测、数据库链接外，还包括药物流行病学和实验室研究	自发报告体系、集中监测、处方事件监测、数据库链接等

此外，二者工作的重点上也有所不同。药品不良反应监测更加注重快速响应和风险控制，而药物警戒则更注重预防和管理，力求在问题出现前就进行预警和干预。药物警戒是比药品不良反应更全面、主动的监管方式。它不仅仅局限于对药品不良反应的监测，还涉及药品的全生命周期管理和综合评价，以确保公众用药的安全性和有效性。

二、药物警戒发展

（一）国际药物警戒发展

1. 欧盟药物警戒发展进程 1960 年"反应停"事件，促使欧盟理事会意识到药品安全性评价的重要性。为防止类似事件再次发生，欧盟于 1965 年 1 月 26 日颁布了关于药品的首个共同体指令，规定药品上市前必须经过批准，首次规定了药品上市申请所需呈报的文件、材料和产品概述。各国也相继建立药品不良反应监测制度，为欧盟药物警戒体系的建立拉开序幕。1992 年开始，欧盟专家组对药物警戒范围进行扩展，药物警戒不再局限于关注药品不良反应，还包括收集药品误用与滥用信息。

（1）药物警戒法律体系 欧洲药物警戒学会成立后，欧盟开始颁布了一系列指令，对药物警戒进行详细规定，统一各成员国人用药品相关法规，欧盟药物警戒体系也不断进行调整。《药物警戒规范指南》作为欧盟药物警戒工作的新准则被颁布，适用对象是持有人、EMA 和欧盟成员国的药品监管机构，共包括 16 个模块，涵盖欧盟主要的药物警戒流程（表 1-2）。

表 1-2 欧盟 GVP 指南

模块	内容	模块	内容
I	药物警戒系统及质量体系	IX	信号管理
II	药物警戒系统主文件	X	额外监测
III	药物警戒检查	XI	公众参与
IV	药物警戒审计	XII	安全性相关行动
V	风险管理体系	XIII	事故管理及欧盟监管网络内的信息交流
VI	药品不良反应的收集、管理和报告	XIV	国际合作
VII	定期安全性更新报告	XV	安全性沟通
VIII	上市后安全性研究	XVI	风险最小化措施：工具和有效性指标的选择

（2）药物警戒组织 欧洲药品管理局管理下的药物警戒风险评估委员会（Pharmacovigilance Risk Assessment Committee，PRAC）负责监测和评价人用药品安全问题，设计并评估上市后安全性研究、药物警戒审计工作。

各成员国的药物警戒系统负责监测药品全生命周期的不良反应，收集和评估与药品获益－风险相关的信息。各成员国主管有义务持续监控其管辖领域内上市药品的安全性，监督上市许可持有人履行药物警戒义务的情况，并在必要时采取适当的行动保证药品的安全使用，维护公众健康。

（3）药物警戒数据库　欧盟的疑似药品不良反应数据信息系统，称为 EudraVigilance，是欧盟药物警戒的重要基石，同时也是世界上最大的药物警戒数据库之一，主要接收欧洲经济区成员国和其他欧盟授权国家的 ADR/AE 报告。EudraVigilance 系统用于报告已上市药品和临床试验期间药物的疑似药品不良反应，可以在所有成员国之间实现信息共享，并在所有利益相关方之间实现电子传输，便于早期识别和评估潜在安全性信号。EMA 和欧盟成员国的药品监管机构定期审查和分析 EudraVigilance 数据，检测安全性信号，定期发布安全性更新报告。

2. 美国药物警戒发展进程　美国是最早开始关注药品安全的国家之一，在药物警戒方面走在世界的前列。1937 年"磺胺酏剂事件"，促使美国国会开始要求制药企业在申请新药上市之前必须进行动物实验，经过审评才能上市销售。1961 年，美国 FDA 开始收集药品不良反应报告。

（1）药物警戒法律体系　美国药物警戒相关法律《联邦食品、药品和化妆品法》要求美国食品药品管理局（Food and Drug Administration，FDA）建立药品信息网站，并包含以下各项：药品标签与说明书、风险评估和缓解策略的信息、与药品安全有关的指导文件和规定等。《联邦法典》里编录了包括上市前研究用药安全报告和上市后的药品安全报告的相应法规。此外，FDA 也发布了多个关于上市后安全工作的指南，包括 2021 年 3 月发布的《药物安全信息 – FDA 与公众的沟通指南》。部分美国药物警戒法律、法规和指南（表 1 – 3）。

表 1 – 3　部分美国药物警戒法律、法规和指南

来源	内容
联邦食品、药品和化妆品法（FDCA）	上市后风险识别与分析
	上市后研究或上市后临床试验、修改安全标签
	上市后针对患者、医护人员的药品安全性信息
	风险评估和控制策略
联邦法典	临床研究新药安全性报告
	药品不良反应的上市后报告
	临床试验不符合伦理要求的新药申请：上市后安全性报告
	上市后人用非处方药的不良事件报告
行业指南	上市前风险评估指南
	风险最小化行动计划的制定和应用指南
	上市后药品不良事件报告指南
	药物安全信息 – FDA 与公众的沟通指南
	人用药物和生物制品包括疫苗上市后安全报告

（2）药物警戒组织架构　美国药物警戒主管机构 FDA 下设药品审评和研究中心负责日常药物警戒工作，包括药品上市前的审批和上市后的监管。药品审评和研究中心有多个部门，负责不同部分的药物警戒工作，比如监测药物，评价安全性，减少药品标签、包装有关的用药错误，制定和实施风险管理措施监测上市药物安全信号、监测上市后药品的用药错误报告，以及制定和实施风险管理计划等。2005 年，FDA 成立药品安全监督委员会，由 FDA 人员、政府其他卫生健康部门的药学专家组成，直接向药品审评和研究中心上报，主要处理与药品不良反应相关的争端和制定药品安全监督的政策规定。

（3）药物警戒数据库　目前，美国的药品监测系统主要有两种，即药品生产企业强制报告系统和接受来自患者、消费者以及医务人员报告的 MedWatch 自愿报告系统。无论是强制报告还是自愿报

告都进入 FDA 的不良事件报告系统（FDA Adverse Event Reporting System，FAERS）以供 FDA 开展检索和信号检测等工作。FAERS 数据库包括了 FDA 收集的所有不良事件信息、用药错误信息及导致不良事件的产品质量投诉，不仅接收美国的 ADR/AE 报告，同时也接收全球其他国家的 ADR/AE 报告。FDA 负责分析个例安全性报告信息，并用于发布药物安全通讯、药物警报和声明、用药指南、修改药品说明书等。2008 年 5 月，FDA 启动了哨点计划，利用多种来源的电子医疗数据，创建了药品的主动安全监测系统。

> ● **知识链接** ....
>
> ### 哨点计划
>
> 2008 年 5 月，美国卫生与人类服务部及 FDA 发起的"哨点计划"，是用以建设和实施国家药品安全电子监测系统的长期项目。其利用多种来源的电子医疗数据，诸如电子病历数据库、医疗保险数据库以及人口统计学数据库等，创建药品的主动安全监测系统，能够使 FDA 利用可获得的电子数据主动发起分析研究，评价药品安全。
>
> "哨点系统"中存在三类重要的角色，即 FDA、数据伙伴和协调中心。数据伙伴是自身拥有数据库，在数据分析的基础上与 FDA 开展合作，监测评价药品安全的单位。在哨点系统中，数据保存于原有的安全环境内，并不将其全部合并至新的数据库中。协调中心是连接 FDA 与数据伙伴的纽带，接收和初步处理 FDA 提出的有关安全性问题，再与数据伙伴一起，开发分析程序。

3. 日本药物警戒发展进程 日本药品监管制度比较独特，有两个药品监管机构：卫生劳动和福利部（Ministry of Health，Labor and Welfare，MHLW）、药品与医疗器械管理局（Pharmaceuticals and Medical Devices Agency，PMDA）。MHLW 是日本药品注册管理的最高行政机构，负责药品（含非处方药）的行政审批以及药政制定等工作，下设有 11 个部门负责日本的药品监管事务和药品政策的制定。MHLW 主要负责审查新药审查报告，并给予最后的审批决定。PMDA 侧重负责在药品审评、安全性研究等具体的科学事务上，主要包括：采集、分析药品安全性数据，指导、审查药品及医疗器械上市前的质量、有效性及安全性，收集、分析及提供药品市场销售后安全性的资料。

（1）药物警戒法律体系　日本药物警戒核心法规是《药品与医疗器械法案》，1960 年建立，经历多次修订。2014 年版的《药品与医疗器械法案》对不良反应报告、再审查和再评价制度进行了规定，成为确保药品、医疗器械等质量可控性、有效性和安全性的现行法律。日本药物警戒制度相关的主要文件和内容，见表 1 - 4。

表 1 - 4　日本药物警戒制度相关的主要文件和内容

发布时间	文件	内容
2004 年	《药物警戒质量管理规范》	规定与收集评估药品使用信息有关的药品上市后安全管理的标准
2004 年	《药品上市后研究质量管理规范》	规定药品生产和销售企业在进行上市后监督和研究时应遵守的要求
2005 年	《落实 ICH E2E 药物警戒计划》	药品风险管理的指导性文件
2014 年	《药品和医疗器械法》	规定了上市前和上市后药物警戒要求，以及不良反应报告的要求

（2）报告监测制度　日本自 1967 年起开始运行自发报告系统，规定药企及医生、药剂师等医疗相关人员应收集药品不良反应信息，并向药品及医疗器械管理局报告。1969 年日本开始使用药品上市后监测系统。1979 年，日本以法律形式确立了药品上市后监测制度，是亚洲第一个以法规形式确定药品上市后监测制度的国家。药品上市后监测制度由药品不良反应、感染收集和报告制度、再审查制度和再评价制度组成。1972 年，日本加入 WHO 国际药物监测合作计划，开始向 WHO 报告药品不

良反应信息，并与 WHO 其他成员国进行信息交流。

（3）药物警戒数据库 日本药物警戒数据库（Japanese Adverse Drug Event Report，JADER）由 PMDA 管理，仅收集来自日本本土的 ADR/AE 报告，数据主要来源于消费者、医务人员和制药企业。消费者可自愿上报 ADR 数据；医务人员为预防公共健康危害事件的发生或传播需承担报告 ADR 的法定义务；制药企业收到因不良反应或传染病引起的病例时，必须报告。不同报告主体均可通过在线填报、电子邮件和纸质报告邮寄等方式向 PMDA 报告。

4. 国际药物警戒相关组织和制度 微课2

（1）乌普萨拉中心 1968 年，受"海豹儿事件"的影响，世界卫生组织（WHO）启动了国际药物监测合作计划，共有 10 个国家参加，旨在有更多的来源获得药品不良反应证据。1970 年，WHO 在瑞士日内瓦建立了 WHO 药物监测中心，后在 1978 年迁移到瑞典乌普萨拉，更名为乌普萨拉监测中心（Uppsala Monitoring Center，UMC），并沿用至今。至 2023 年底，已有超过 150 个国家的药物警戒中心与 UMC 合作，定期向 UMC 报送不良反应数据。我国于 1998 年成为 UMC 成员国，陆续上报部分不良反应监测数据。

UMC 专门负责收集药品不良反应报告和管理 WHO 的全球药品安全性病例报告（Individual Case Safety Report，ICSR）数据库 VigiBase。该数据库收集从 1968 年起成员国上报的 ADR 报告，UMC 对这些数据进行分析、研究和信号挖掘后，向 WHO 及成员国提供分析材料，做出相关警示。为方便 ADR 的上报，UMC 使用统一术语集，主要有不良反应术语集、药品术语集及其他术语集。

（2）国际药物警戒相关制度 国际医学科学组织理事会和国际人用药品注册技术协调会（The International Council for Harmonisation of Technical Requirements for Pharmaceuticals for Human Use，ICH）对全球药物警戒的发展影响巨大，推动了药物警戒体系的科学发展。国家药品监督管理局于 2017 年加入 ICH，并于 2018 年 6 月当选为 ICH 管理委员会成员。

1986 年，国际医学科学组织委员会（CIOMS）成立了第一个用以探索、协调和规范制药企业向监管机构报告国际药品不良反应方法的药物警戒工作组。之后，CIOMS 完成和发布了多份工作指南，包括：个例药品不良反应的快速报告指南、定期安全性更新报告、获益-风险评估、标准 MedDRA 分析查询、研发期间安全性更新报告、药物警戒信号检测等。这些指南里提出的对策和建议解决了药物警戒多个领域遇到的问题，为各国开展药物警戒工作提供了科学理论基础。目前，被国际广泛使用的 ICH 指南，涉及药物警戒的 E2（Efficacy Guidelines）系列指导原则，很多内容也是基于 CIOMS 工作指南制定的。

ICH 指南中的 E2 系列原则是 ICH 各成员国药物警戒工作开展的依据，对文件撰写、数据管理等药物警戒活动内容等给出了相应的指导，强调了药品上市许可人持有人（Marketing Authorization Holder，MAH）在药物警戒中应当承担的责任。ICH E2 系列要求 MAH 在药物生命周期的全过程中，科学地发现和评估风险信息，采取相应的措施确保风险最小化，建立或维持良好的安全、风险与获益的关系，保障患者用药安全。E2 系列原则文件 E2A-E2F，其主要内容见表 1-5。在 ICH 指南中的其他系列有药物警戒相关内容，比如 M 系列（Multidisciplinary Guidelines），对 MedDRA 编码、电子文档传输管理等提出一些指导和要求。

表 1-5 ICH E2 系列药物警戒相关指导原则

名称	主要内容
《E2A-临床安全性数据管理：快速报告的定义和标准》	对临床试验期间快速报告体系的对象、报告要求、时限与形式进行了描述
《E2B-临床安全数据的管理：个例安全报告传输的数据元素》	规定了上市前后个例安全报告的电子化传输标准

续表

名称	主要内容
《E2C – 定期获益 – 风险评估报告》	提出了定期获益 – 风险评估报告，是在药品整个生命周期内的累积数据基础上综合评估该药品风险 – 获益特性的一种工具
《E2D – 上市后安全数据的管理：快速报告的定义和标准》	对药品上市后快速报告体系的来源、对象、报告要求与形式进行了描述
《E2E – 药物警戒计划》	指导在申请上市许可时可能需要提交的安全性说明和药物警戒计划的文件撰写
《E2F – 研发期间安全性更新报告》	为 ICH 区域内处于研发阶段的药物（包括已上市但仍在进一步研究的药物）的定期报告提供统一标准

（二）我国药物警戒发展 $\boxed{e}$ 微课 3

我国药物警戒的发展是从认识药品不良反应开始的。随着药品不良反应监测体系的不断完善，药物警戒的工作内容逐渐发展到不仅关注药物本身固有缺陷的药品质量问题，还关注其他与用药相关的有害反应，并将关注范围从上市后外延至药品的全生命周期。

1. 我国药物警戒发展历程 我国药物警戒工作开展可以追溯到中华人民共和国成立之初，原卫生部建立了青霉素不良反应报告系统，用于接收青霉素相关的不良反应，这是不良反应监测工作开展的起点。

1979 年，原卫生部组织了专家到欧美国家考察。考察后组织起草了《药品不良反应监察报告制度》，填补了我国"药品不良反应监察报告"建立技术文档的空白，为我国建立药品不良反应监察报告制度进行了技术的探索。

发展之初，北京、上海、广东、湖北、黑龙江等省市共 14 家医疗机构进行药品不良反应报告制度试点工作，为我国建立药品不良反应报告制度奠定了基础。1989 年，我国开始组建国家药品不良反应监测中心（即原卫生部药品不良反应监察中心），省药品不良反应监测中心，部分省市还成立了地市级的监测中心，为临床合理安全用药提供技术咨询，广泛收集本地区的不良反应报告病例，开展不良反应报告交流活动。

发展阶段，原卫生部召开药品不良反应监察试点工作总结会，开展了面向全国医疗机构等部门的教育培训及宣传，收集到药品生产、经营、使用单位的不良反应报告万余份，我国药品不良反应监察报告制度向正式实施迈出首要一步。1998 年我国正式成为 WHO 国际药物监测合作计划成员国。次年，原卫生部药品不良反应监察中心并入国家药品监督管理局药品评价中心，更名为国家药品不良反应监测中心，负责全国上市后药品的安全性监测和技术评价工作。同年，首个不良反应监测制度文件《药品不良反应监测管理办法（试行）》颁布并实施，宣告我国进入全面试点的新阶段。

经过单一药品（青霉素）的不良反应报告、不良反应监察报告制度试点、国家药品监督管理局和不良反应监测中心正式成立、不良反应报告制度正式全面实施，我国药品不良反应监测工作进入了迅速发展阶段。2004 年，国家食品药品监督管理局制定了以"三检一中心"为重点的食品药品监管基础设施建设发展规划，引入了药物警戒的概念，药物警戒的概念在我国被正式引用。同时，随着我国《药品召回管理规定》和《药品再评价管理办法》等一系列法规的出台及药品风险管理措施的实施，我国有关药物警戒的法律法规也在逐步完善。

2012 年，国务院印发《国家药品安全"十二五"规划》将药品不良反应报告和监测纳入国家药品安全规划。规划提出提升药品安全监测预警水平，健全药品上市后再评价制度。

《"十三五"国家药品安全规划》提出建设国家药品不良反应监测系统（二期），强化监测评价体系建设，建立主动监测与评价系统。2019 年《药品管理法》明确国家建立药物警戒制度。经过行业和行政机构多年的努力，药物警戒制度上升为法律意志，我国正式步入药物警戒新时代。

2. 我国药物警戒相关制度 我国药物警戒的发展经历了一个相当长的过程,通过学习和试点等一系列措施,不断完善法律法规和规范性文件,推动药物警戒制度逐步地建立完善,在保障人民群众安全用药,督促药品许可持有人履行药品安全主体责任等方面发挥了重要作用。我国药物警戒相关法律法规的发展历程展现了我国药物警戒的整体发展脉络。我国药物警戒主要法规文件见表1-6。

表1-6 我国药物警戒主要法规文件

分类	名称	发布时间
可疑即报制度	中华人民共和国药品管理法	1984年
	药品生产质量管理规范	1998年
分析评价制度	执业药师资格制度暂行规定	1999年
	药品管理法实施条例	2002年
	药品经营质量管理规范认证管理办法	2003年
	药物临床试验质量管理规范	2020年
信息通报制度	药品注册管理办法	2002年
	医疗机构药事管理暂行规定	2002年
监督处罚制度	药品不良反应报告和监测管理办法	2004年
上市后研究制度	药品说明书和标签管理规定	2006年
风险沟通制度	中共中央、国务院关于深化医药卫生体制改革的意见	2009年
定期安全性更新报告制度	药品定期安全性更新报告撰写规范	2012年
	药品不良反应报告和监测检查指南(试行)	2015年
风险识别评估控制制度	中华人民共和国药品管理法	2019年修订
	药物警戒体系主文件撰写指南	2022年
药物警戒检查制度	药物警戒质量管理规范	2021年

3. 中药药物警戒 中药药物警戒是与中药安全用药相关的一切科学与活动。其中,"科学"主要包括中药临床安全用药理论、中药不良反应理论和中药毒理学等学术内容;"活动"则主要包括中药上市前与上市后的安全性监测与评价,中药安全性基础研究和中药临床安全问题发现、评估、认识与防范,实现合理用药指导及宣传等内容。 📱微课4

(1)中药药物警戒发展 我国传统医药学历来重视药物毒性和用药安全,中药药物警戒思想是人类在对抗疾病的历史长河中逐渐形成的智慧结晶。中药药物警戒思想萌芽阶段,可以追溯到远古时代,人们对药物的认识尚处于初级阶段,以西汉时期的《淮南子·修务训》、东汉《神农本草经》为例,反映了远古人们对药物毒性的认知,以及对安全用药的重视。"以毒攻毒""药有君臣,方需配伍""知毒懂药,用量适度"等,这些原则和注意事项被视为中药药物警戒思想的萌芽,为后来的药物警戒思想发展奠定了基础。

南北朝时期陶弘景《本草经集注》、唐代药王孙思邈《备急千金方》、宋代王怀隐的《太平圣惠方》以及唐慎微的《经史证类备急本草》等医学著作对药物毒性、副作用、禁忌等方面的记述,为后世安全用药提供了重要的指导。这些理论和实践的积累,为中药药物警戒理论的形成和发展奠定了坚实的基础。

明清时期,中医药学用药经验日益丰富,中药药物警戒思想也逐步成熟。随着对药品不良反应认识的深入,一些医家开始对中药的安全性进行系统的评价和研究,提出了一系列的药物警戒原则和方法,包括《本草纲目》《本草易读》《本草害利》等著作,不仅汇集了我国深厚的药物警戒理念之精髓,而且在此基础上进一步丰富和拓展了药物警戒的理论体系。

中药药物警戒的发展是一个漫长而复杂的过程,经历了从无到有、从简单到复杂的演变。从最早的草药使用，到后来的经典医籍整理，再到现代的临床研究和监管，药物警戒的理念和实践始终贯穿其中。在这个过程中，人们积累了丰富的用药经验和知识，这些经验和知识为中药药物警戒理论体系的发展和完善奠定了坚实的基础。

（2）中药药物警戒特点　中药药物警戒是与中医药传统安全用药思想一脉相承的，同时吸纳国际药物警戒理念的创新理论。中药药物警戒主要关注中药的毒性、不良反应、药物相互作用等方面，其研究方法和评价标准与西药有所不同。西药药物警戒更注重药物的作用机制、药代动力学、不良反应等方面的研究，采用更加定量的方法对药物进行评价。中药药物警戒侧重于整体观念和辨证论治，强调药物的配伍和相互作用，关注药物的安全性和有效性。此外，中药药物警戒还具有独特的理论体系和临床实践经验，由于中药临床应用存在个体化差异，如用药剂量差别大、炮制方法多样化、给药途径多样化、配伍组合较灵活等，同时中药具有成分复杂、作用靶点多等特点，这些特点使得中药药物警戒在某些方面独具特色。

（3）中药药物警戒的实践　中药，作为中华民族的瑰宝，自古以来就以其独特的疗效和深厚的理论基础为世人所称颂。而在中药的传承与发展中，药物警戒始终占据着至关重要的地位。在古代，中医对中药的用药安全就有着深入的认识，强调"识毒－用毒－防毒－解毒"的思想，这也是中药药物警戒的理论基础。进入现代，随着科技的发展和研究的深入，中药药物警戒的实践内容更加丰富和具体。中药的不良反应监测、临床用药安全性研究、中药毒理学研究，以及中药上市后的安全性研究与评价、中药安全使用的科普宣传活动等，都成为了中药药物警戒的重要组成部分。这些实践不仅关注中药的安全性，还深入探讨其有效性，为临床用药提供了更为科学的依据。

现代中药药物警戒实践是一个涵盖多方面的综合性工作，旨在确保中药的安全、有效和规范使用，其可开展的工作包括但不限于以下内容：中药不良反应监测与报告；风险因素和机制分析；上市后安全性研究与评价；风险/效益评价；制定风险控制措施；药品安全信息公示及科普宣传等。通过开展各种形式的科普宣传活动，提高公众对中药安全使用的认识和理解，引导公众正确使用中药。

（4）中药特有的安全性风险因素　与化学药物和生物制剂相比，中药的安全性风险因素更为复杂。中药的成分复杂，除了有效成分外，还可能包含添加剂、污染物、农药残留等多种物质。这些成分在人体内的作用机制尚未完全明确，因此可能带来未知的安全风险。

中药的制备和使用过程中也存在诸多问题。不合理的炮制和储存方法可能导致药材中的有效成分发生变化，从而影响药效和安全性。此外，中药的剂量和使用方法也需要科学规范，否则可能导致不良反应的发生。在实际应用中，也存在着辨证不当、药不对症、疗程不合理、服用不正确、中药西用等诸多问题，使得中药使用的安全性风险大大增加。

中药质量标准不统一，不同产地、不同批次的中药，在成分含量、药效以及可能存在的有毒有害物质等方面都可能存在显著的差异。这种质量的不稳定性不仅增加了患者使用中药的风险，也严重阻碍了中药的现代化和国际化进程。

目前，中药药物警戒工作已经取得了一定的进展。国家相继出台了一系列法规和指导原则，规范中药的研发、生产和流通。同时，药品监管部门加大了对中药的监管力度，提高了中药的安全性和有效性。此外，学术界和企业界也加强了对中药药物警戒的研究和投入，推动了中药药物警戒的发展。

三、医疗器械警戒发展 📱微课5

医疗器械警戒是基于风险管理理念，通过建立制度和质量体系，对医疗器械不良事件和与其有关问题进行识别、评估、控制和预防的科学与活动。医疗器械警戒以不良事件监测评价为基础，贯穿产品全生命周期，实现风险管控、保障和促进公众健康的目标。

任何医疗器械都不是零风险和绝对安全的。医疗器械被批准上市，只是经过上市前评价研究认为其已知风险和获益相比是一个风险可接受的产品，但对于整个产品的全生命周期和使用范围来看，这仅仅是产品风险评价的阶段性结论。通过医疗器械不良事件监测评价工作，持续、系统地对上市后产品风险进行识别、评价，对问题产品实施精准管控，是对上市后医疗器械安全性进行管理的重要手段和措施。当前我国正处于由不良事件监测评价向医疗器械警戒转化的新时期。

(一) 国际医疗器械警戒发展

1. 美国　美国是全球最早对上市后医疗器械开展安全性监测的国家，由 FDA 下设的器械和放射健康中心负责对医疗器械和放射性产品的安全性、有效性和质量进行监测。美国 1984 年开始实施医疗器械不良事件报告制度，要求医疗器械生产商和进口商报告所有与医疗器械相关的严重伤害和死亡事件。1990 年颁布的《医疗器械安全法令》中补充了强制医疗器械销售者和使用者汇报医疗器械不良事件的内容，并对高风险的植入性器械进行跟踪随访。1992 年，放射健康中心建立了医疗器械制造商和使用者报告系统。1993 年，建立了医疗器械主动报告系统（MedWatch）。1995 年 12 月 11 日，FDA 发布了适用于医疗器械制造商和使用者的不良事件报告最终法规，该法规提供了医疗器械相关的重大不良事件的识别及监测机制，旨在以及时的方式探测并纠正问题。2000 年 1 月 26 日修订《食品和药物管理局现代化法案》，规定非进口商的分销商不再需要报告不良事件，但仍需保留记录。

医疗器械安全监测网络（MedSun）是放射健康中心于 2002 年启动的医疗器械不良事件报告项目，主要目标是与临床领域合作来识别、理解并解决医疗器械使用的问题。2016 年 5 月 16 日，FDA 开始对部分Ⅱ、Ⅲ类医疗器械实施强制性上市后监测，是一种具有预防性的上市后监测行为。

对于医疗器械不良事件报告，FDA 将其分为两类，一类是强制性报告，由制造商、进口商提交，包括医疗器械导致或可能导致死亡/严重伤害事件的报告，以及医疗器械再次发生导致或可能导致死亡/严重伤害的故障报告；另一类是自愿报告，即鼓励患者、医疗保健专业人员和消费者主动提交上述不良事件报告。FDA 可通过不良事件报告、纠正性措施、召回信息、上市前数据审查、上市后数据分析、其他政府机构报告或科研文献等识别医疗器械潜在风险，并通过与制造商探讨器械上市后的监测计划，督促并指导其开展监测，制造商将按时间节点向 FDA 提交过渡性报告和总结报告，若经 FDA 专家团队共同审核通过，则标志着该风险信号终止或上市后监测计划完成；当评价认为医疗器械存在重大欺骗或不合理且严重风险时，FDA 可提出禁用要求。

2. 欧盟　欧盟从 1988 年开始统一医疗器械的管理问题，1998～2017 年间欧盟发布了三个重要指令：《医疗器械指令》《有源植入医疗器械指令》《体外诊断医疗器械指令》。《有源植入医疗器械指令》于 1995 年 1 月 1 日强制实施，适用于可植入的胰岛素泵、心脏起搏器等有源植入医疗器械。《医疗器械指令》适用于一般医疗器械，于 1998 年 6 月 14 日强制实施。3 个医疗器械指令虽然颁布时间不同，但相互关联，都制定了医疗器械上市后的安全监管体制。第三方公告机构作为审批主体，依据指令进行医疗器械上市审批，各成员国主管机构负责监管第三方公告机构以及对上市后安全管理负有主要管理责任。2013 年 3 月，在欧盟范围内建议使用唯一器械标识体系，带有唯一器械标识（Unique Device Identification，UDI）的医疗器械产品具有可追溯性。

2017 年 3 月 7 日，欧盟颁布体外诊断器械法规和新版医疗器械法规。新版法规在数据报告、产品开发、上市后监测流程、质量保证和临床证据方面作出了重大改进，提出了更为严格的要求。目前，欧盟是唯一明确提出"医疗器械警戒"概念的地区，并以法规形式提出医疗器械警戒要求，逐步完善体系建设。但新版医疗器械法规中并没有描述医疗器械警戒的定义，而是以警戒的要求替代定义：欧盟的医疗器械警戒是以不良事件监测为重要组成部分，评估医疗器械全生命周期质量、性能、安全，并根据上市后监督结果采取相关措施，以确保公众用械安全。

为帮助公众充分了解投放于市场的器械、认证机构发出的证书及相关经济运营商，以及临床研究情况，通过器械的唯一标识实现市场上医疗器械的可追溯性，并加强成员国间的合作，欧盟委员会建立了欧洲医疗器械数据库（Eudamed），该数据库整合不同的电子系统，其中包含了警戒和上市后监管电子系统。通过 Eudamed 中的数据，识别新风险或安全问题的趋势、模式或信号，如果确定以前未知的风险或确定预期风险频率显著且不利地改变了风险－收益时，由主管机构，或在适当情况下由协调主管机构通知制造商或授权代表，采取必要的纠正措施。

3. 日本 日本是亚洲第一个以法规形式确定药品和医疗器械上市后监测制度的国家，医疗器械安全性信息监管工作主要由两个部门负责，分别是卫生劳动和福利部（MHLW）、药品与医疗器械管理局（PMDA）。1943 年，日本颁布的《药事法》规范了医疗器械的使用，关注其在人类疾病诊断、治疗中的有效性和安全性。1979 年，日本以法律形式确立了药品和医疗器械上市后的监测制度。2014 年，《药事法》被更名为《药品、医疗器械等质量、有效性和安全性的确保等相关法律》（又称《药机法》），是日本药品监管领域的最高法律。此外，日本涉及医疗器械上市后风险监测的法规还包含《药机法实施细则》《关于医疗器械故障等报告》《关于药品、医疗器械召回的通知》《警戒质量管理规范》《关于药品、医疗器械等副作用的报告》等，规定了个例不良事件报告（包括故障报告以及副作用和感染报告）、定期安全性报告以及再审查要求和再评价要求。这些法规要求制造商除了收集来源于经营企业和医疗机构的不良事件外，还应收集来源于文献、学术会议、上市后研究等的所有不良事件、导致或可能导致感染类疾病（可能成为传染源）及导致伤害、故障发生风险显著增加的信息；若明确为错误使用造成的不良事件，则无需报告。日本无关于"不上报事件"的确切条款。日本建有不良事件报告术语体系，报告基本采用术语形式描述，PMDA 会结合电子诊疗信息等医疗情报数据库对不良事件信息进行统计分析。

（二）我国医疗器械警戒发展

我国医疗器械不良事件监测工作起步较晚，2000 年，国务院颁布实施的《医疗器械监督管理条例》中明确规定，"国家对医疗器械实施再评价及淘汰制度"，"对不能保证安全、有效的医疗器械，由省级以上人民政府药品监督管理部门撤销其产品注册证书"。2001 年前后，医用聚丙烯酰胺水凝胶、角膜塑型镜等安全性问题加快医疗器械不良事件监测工作的推进。2002 年 12 月～2004 年 6 月，我国在北京、上海、广东 3 个地区和其他地区部分生产企业、医疗机构，针对部分高风险产品开展了医疗器械不良事件监测试点工作。2004 年，全国 34 个省级监测技术机构已全面展开医疗器械不良事件监测工作，医疗器械不良事件监测和再评价的管理体系和技术支撑体系初步形成。2004 至 2006 年，国家食品药品监督管理局先后发布多项公告，提出了医疗器械不良事件监测和召回工作的程序和技术要求，初步建立了个例报告和企业汇总报告制度。2008 年 12 月，国家食品药品监督管理局和卫生部联合印发了《医疗器械不良事件监测和再评价管理办法（试行)》，使该项工作进入了一个新的历史发展阶段。

从 2002 年试点到 2011 年，国家、省、市三级监测体系建立，逐步实现法制化、规范化、现代化，完成了从报告数量增加到报告质量提升的转变，监测工作内容从单纯的报告收集、个例评价，拓展至风险预警、风险识别和控制，为医疗器械监管提供了有力技术支持。近 20 年来，在监管部门、监测机构、使用单位、医疗器械注册人和备案人等各相关方共同努力下，医疗器械不良事件监测工作迈上新台阶，监管理念和工作思路取得新突破。

2019 年 1 月 1 日，《医疗器械不良事件监测和再评价管理办法》正式实施，我国医疗器械不良事件监测工作实现质的飞跃。同时新版国家医疗器械不良事件监测系统也正式投入使用，新版系统实现了医疗器械不良事件报告直达医疗器械注册人（备案人），压实了医疗器械注册人（备案人）在医疗器械不良事件监测工作中的主体责任。

与欧盟等国家和地区的要求相比，我国对医疗器械不良事件监测的要求存在制度、体系及国情等方面的不同，在细节规定上存在差异，但对医疗器械上市后风险管控的基本要求一致，已经体现了医疗器械警戒的基本理念。近几年，为加强监管法规体系建设，国家药品监督管理局提出探索医疗器械警戒的新方向。2020～2021 年期间，国家药品监督管理局陆续发布多个规范性文件，进一步指导医疗器械注册人（备案人）开展医疗器械不良事件监测工作。2021 年 3 月，新修订《医疗器械监督管理条例》正式发布，主要变化之一是加强对医疗器械全生命周期、全过程、全链条的监管，提高监管效能。2021 年 12 月发布的《"十四五"国家药品安全及促进高质量发展规划》，提出加强技术支撑能力建设，开展医疗器械警戒研究，探索医疗器械警戒制度。国家政策法规新要求为强化顶层设计、推进医疗器械监测评价工作带来新机遇。我国医疗器械警戒相关法规，见表 1－7。

表 1－7　我国医疗器械警戒相关法规

发布时间	名称	内容
2000 年 1 月	《医疗器械监督管理条例》	国家对医疗器械实施再评价及淘汰制度
2019 年 1 月	《医疗器械不良事件监测和再评价管理办法》	加强医疗器械不良事件监测和再评价，及时、有效控制医疗器械上市后风险，保障人体健康和生命安全
2020 年 4 月	《医疗器械注册人开展不良事件监测工作指南》	指导和规范医疗器械注册人、备案人（简称注册人）开展不良事件监测工作
2020 年 6 月	《医疗器械定期风险评价报告撰写规范》	规范并指导医疗器械注册人撰写定期风险评价报告
2021 年 7 月新修	《医疗器械注册管理办法》	规范医疗器械注册与备案行为，保证医疗器械的安全、有效和质量可控
2021 年 4 月	《医疗器械注册人（备案人）开展不良事件监测工作检查要点》	规范和指导对医疗器械注册人（备案人）的质量管理体系检查、不良事件监测专项检查、日常监督检查等工作
2021 年 3 月	新修订《医疗器械监督管理条例》	加强对医疗器械全生命周期、全过程、全链条的监管，提高监管效能
2022 年 2 月新修	《医疗器械生产监督管理办法》	加强医疗器械生产监督管理，规范医疗器械生产活动，保证医疗器械安全、有效
2022 年 2 月新修	《医疗器械经营监督管理办法》	加强医疗器械经营监督管理，规范医疗器械经营活动，保证医疗器械安全、有效

2021 年 6 月，国家药品监督管理局发布《关于实施中国药品监管科学行动计划第二批重点项目的通知》，将医疗器械警戒制度研究纳入该重点项目中。同年，国家药品监督管理局药品评价中心组织北京市药品监督管理局，上海、山东、江苏、江西、广东等省（市）药品不良反应监测技术机构，中国欧盟商会和部分企业正式开展医疗器械警戒制度的研究工作。2023 年 3 月，国家药品监督管理局发布《关于印发医疗器械警戒试点工作方案的通知》，由国家药品监督管理局药品评价中心承担医疗器械警戒试点组织工作，按照风险管理、全程管控、科学监管、社会共治的原则，以我国现有医疗器械不良事件监测工作为基础，探索建立医疗器械警戒制度及其运行机制。在既往医疗器械不良事件监测评价工作基础上，建立医疗器械警戒制度体系，厘清我国医疗器械警戒的概念和范围，加快构建和完善国家、省、市、县四级监测评价机构为主体、使用单位发挥发现和报告主渠道作用、注册人产品安全主体责任全面落实的"一体两翼"工作格局，是监测评价工作创新发展面临的新挑战。

●●●● 目标检测

答案解析

一、A 型题（以下每道题下面有五个备选答案，请从中选择一个最佳答案）

1. 国家建立（　　），对药品不良反应及其他与用药有关的有害反应进行监测、识别、评估和控制。

　A. 药品不良反应制度　　　B. 药物警戒制度　　　C. 药品安全制度

　D. 上市许可持有人制度　　E. 药害事件监测制度

2. （　　）首先提出了"药物警戒"的概念。

  A. 法国   B. 欧盟   C. 日本

  D. 美国   E. WHO

3. （　　）是世界卫生组织设立的药物监测中心。

  A. PRAC   B. UMC   C. ICH

  D. CIOMS   E. FDA

4. （　　）年，我国第一部《药物警戒质量管理规范》出台。

  A. 2019   B. 2020   C. 2021

  D. 2022   E. 2023

5. （　　）年，我国开展了医疗器械不良事件监测试点工作。

  A. 2001   B. 2002   C. 2003

  D. 2004   E. 2005

二、X 型题（以下每道题下面有五个备选答案，请从中选择所有正确的答案）

1. 属于 A 型不良反应的有（　　）。

  A. 副作用   B. 毒性反应   C. 继发反应

  D. 后遗效应   E. 首剂效应

2. 下列属于 FDA 已发布的药物警戒行业指南有（　　）。

  A. 上市前风险评估指南

  B. 药物警戒管理规范和药物流行病学评估指南

  C. 风险最小化行动计划的制定和应用指南

  D. 上市后药品不良事件报告指南

  E. 药物安全信息－FDA 与公众的沟通指南

3. 中药在实际应用中，存在着（　　）等诸多问题，使得中药使用的安全性风险大大增加。

  A. 辩证不当   B. 药不对症   C. 疗程不合理

  D. 服用不正确   E. 中药西用

三、问答题

1. 什么是药物警戒？怎样理解药物警戒的内涵？

2. 请归纳总结中药药物警戒面临的问题，并简要论述解决措施。

书网融合……

| 重点小结 | 微课1 | 微课2 | 微课3 | 微课4 | 微课5 | 习题 |

项目一　组织机构与人员

PPT

学习目标

1. 掌握药品安全委员会、药物警戒体系组织机构建设要求；药物警戒负责人、专职人员任职要求。
2. 熟悉药品安全委员会、药物警戒部门的职责、药物警戒培训目的和流程。
3. 了解药物警戒相关部门的工作内容。

学习引导

药物警戒体系是开展药物警戒活动的基础和保障。《药物警戒质量管理规范》（以下简称 GVP）提出持有人和申办者应当建立药物警戒体系，通过体系的有效运行和维护，监测、识别、评估和控制药品不良反应及其他与用药有关的有害反应。体系的有效运行，离不开药物警戒质量保证系统的建立。

GVP 第八条规定：持有人应当以防控风险为目的，将药物警戒的关键活动纳入质量保证系统中，重点考虑以下内容：（一）设置合理的组织机构；（二）配备满足药物警戒活动所需的人员、设备和资源……那么，作为持有人和申办者，在药物警戒体系建设过程中，应该如何按照要求设置组织机构、配备相关人员呢？

本项目主要介绍药物警戒体系建设中的组织机构设置和人员管理。

任务一　组织机构设置 微课 1

欧盟药物警戒法规中，将药物警戒体系定义成：一个组织用于履行与药物警戒有关的法律方面的任务和责任的系统，该系统旨在监测药品的安全性及药品风险效益平衡所发生的任何变化。"体系"是一个完整的、多要素的有机组合，药物警戒体系与其他任何体系一样，包含了机构、人员、制度、设备和资源，各方面都需要完善，才能够确保药物警戒体系的合规及完善，确保药物警戒工作顺利开展。

药物警戒体系的建立是药物警戒活动开展的前提，构建完善的药物警戒体系，首要的是搭建好组织机构。合理高效、职责清晰的组织机构和部门，是持有人建立药物警戒体系的基本支撑，也是药物警戒活动组织实施的基础。

情境导入

情境描述：某药品上市许可持有人欲建立药物警戒体系，在组织机构的搭建过程中，设置了药品安全委员会和药物警戒部门,并把生产部门、质量部门、销售部门等纳入了药物警戒相关部门。该企业人力资源部的主要职责是人员招聘、人事关系管理、员工培训等。

思考:药物警戒体系组织机构设置应该包含哪些部门?

合理的药物警戒体系组织机构设置能够整合和优化企业各种资源,协调好组织中部门与部门之间的关系、人员与任务间的关系,使员工明确自己在组织中应有的权力和应承担的责任,有效地保证药物警戒活动的开展。组织机构设置有助于在人员有限的状况下通过组织机构设计提高组织的执行力和战斗力。

药物警戒体系组织机构包括药品安全委员会、药物警戒部门和药物警戒相关部门。

✎ 即学即练

GVP 规定,( ) 应当建立药物警戒体系,通过体系的有效运行和维护,监测、识别、评估和控制药品不良反应及其他与用药有关的有害反应。

A. 持有人　　　　B. 申办者　　　　C. 管理者　　　　D. 生产者

一、药品安全委员会

在 GVP 中明确提出,药物警戒体系架构中需要建立药品安全委员会。药品安全委员会应是企业药品安全事件处理的最高决策机构,在发生重大药品安全事件时,药品安全委员会应有足够权力调配各方人员和资源进行快速应对和处理。将决策权交给药品安全委员会,有利于科学决策。

(一) 人员组成

药品安全委员会最高领导人由法定代表人或者主要负责人担任。以此为核心,向外涵盖药物警戒部门负责人以及其他相关部门的负责人,包括但不局限于研发、注册、生产、质量、检验、医学、销售、市场等部门负责人。所有参与药品安全委员会的人员,应是部门、职能的负责人,从而保证各业务团队的观点得以体现。另外可增加相关领域的专家,以确保在进行重大决策时的研判能够从不同的、专业的、科学的角度,对患者和业务的影响进行评估,确保药品安全委员会做出及时的、有效的、准确的决策。

一般而言,药品安全委员会的建立由药物警戒负责人发起,由公司最高负责人领衔组建,各部门负责人加入,建成后需在组织机构图中加以呈现。

(二) 工作职责

GVP 第二十条中明确提出,药品安全委员会负责重大风险研判、重大或紧急药品事件处置、风险控制决策以及其他与药物警戒有关的重大事项。药品安全委员会应当建立相关的工作机制和工作程序。

药品安全委员会是负责统筹协调各部门保障药品安全、落实药物警戒制度等工作的组织,可以确保各部门之间的协同配合,共同维护人民群众用药安全。药品安全委员的主要职责为重大事项的决策,而非处理药物警戒工作中的日常运营问题。职责内容包括以下五个方面。

1. 组织对重大风险的研判,可根据本企业产品安全风险特征以及对公众健康的影响进行判定。

2. 组织对重大或紧急药品事件的处置,包括突发死亡事件、群发严重不良事件、聚集性不良事件、重大舆情事件等。

3. 组织对风险控制的决策,根据风险的调查、处置和研判结果,做出暂停药品生产、销售及召回药品等紧急控制措施,并开展风险沟通措施,与医务人员和患者进行沟通和教育,修订药品说明书、标签、包装等。

4. 组织对药物警戒计划的审核。

5. 其他与药物警戒有关的重大事项的决策。

（三）工作机制与程序

药品安全委员会的职责涉及重大或紧急事项的处置和决策，对风险防控、公众健康以及企业发展影响巨大。为保证决策的合理性，持有人应当建立相关工作机制和工作程序。

1. 组建机制 组建药品安全委员会，应当由药物警戒负责人发起，由公司最高负责人领衔组建，各相关部门负责人加入；建成后，需在公司组织架构图中加以呈现，药品安全委员会内部组织架构也需要成员明确、职责清晰。

2. 会议机制 药品安全委员会应当按照会议程序召开会议，明确定期会议、紧急会议的启动条件，对于会议工作流程、参会人员、会议召开内容及处理要求要做出明确的规定和指导，对会议中临时参会人员的参会条件和人员名单要有相应限制和要求。

（1）定期会议 一般情况下，药品安全委员会应召开每月/每季度定期会议，回顾药物警戒体系运行及药物警戒内外部审计等情况，对药品安全性相关信息进行审查，包括药物警戒计划执行情况和各项报告提交情况等。GVP指南建议：每年度至少召开一次工作会议，研判上一年度重大药品风险，研究风险控制决策以及年度药物警戒有关重大事项。

（2）临时会议 制定临时会议程序，包括紧急会议的启动条件，制定药品安全事件应急预案。面对重大或紧急安全性事件，需及时召开会议，在法定上报时间内做出决议，探讨应急处置和控制措施，并组织相关人员实施。

3. 决策表决执行机制 健全的决策机制是有效决策的必要条件，要制定符合法规要求和企业模式的决策原则，明确表决结果采纳条件，是按少数服从多数，或按过半数人员的意见，还是由最高管理者做最终决策。

药品安全委员会的各项决策和会议均应该有规范的记录，记录决策内容、会议纪要、出席人员及签名记录、表决情况等，需留档保存，以供查阅和追溯。药品安全委员会所作出的重大决策需发放至所有部门负责人，组织各部门依职责实施。各部门实施措施和结果要向药品安全委员会报告，并保留记录。

> **知识链接**
>
> 山东省药品安全事件应急预案
>
> 山东省药品安全事件应急预案（2020年12月31日印发）用于指导和规范药品（含医疗器械）安全事件的应急处置工作，有效预防、及时控制各类药品安全事件，最大程度地减少药品安全事件对公众健康和生命安全造成的危害。药品安全事件，是指突然发生，对社会公众健康造成或可能造成严重损害，需要采取应急处置措施予以应对的药品群体不良事件、重大药品质量事件，以及其他严重影响公众健康的药品安全事件。根据事件的危害程度和影响范围等因素，药品安全事件分为四级，即Ⅰ级（特别重大）、Ⅱ级（重大）、Ⅲ级（较大）和Ⅳ级（一般）。对可以预警的药品安全事件，根据风险评估结果进行分级预警，划分为一级、二级、三级、四级。

二、药物警戒部门

药物警戒部门是药物警戒体系重要组成之一。药物警戒活动涉及药品研发、注册、生产、质量管理、销售等诸多环节，需要独立设立专门的药物警戒部门来协调相关部门的工作。药物警戒部门作为专门的药物警戒活动的执行部门，有利于药品不良反应监测工作的顺利开展。药物警戒部门的职责，具有专门性，不能和其他职责混淆，该部门在持有人组织机构图中需要直接体现。

（一）人员组成

药物警戒部门需要配备专业资质的部门负责人，并应当配备足够数量并具备适当资质的专职人员。如果涉及集团持有人层面的药物警戒，药物警戒部门组织机构图中应反映与集团中相关单位的关系。药物警戒部组织机构图的基础设置如图2-1所示。

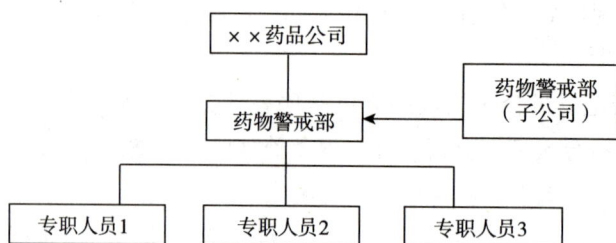

图2-1 药物警戒部组织机构图

（二）职责

药物警戒部门是专门负责药物警戒活动的部门，其主要职责是以风险管理为目标，以药物警戒体系为支撑点，落实药物警戒制度要求。药物警戒部门主要职责（图2-2），包括：

1. 风险监测与报告 负责组织疑似药品不良反应信息的收集、处置与报告工作，并向监管部门提交报告。

2. 风险识别与评估 负责组织信号检测方法的建立，分析收集的疑似药品不良反应信息及其他安全信息反映的药品风险，对检测出的信号进行风险评价，判定风险类型，评估是否需要采取风险控制措施等，开展药品上市后安全性研究，撰写并提交定期安全性更新报告。

3. 风险控制 提出风险管理建议，组织或参与开展风险控制、风险沟通等活动。

4. 药物警戒体系管理 组织撰写药物警戒体系主文件，持续完善和改进药物警戒体系。

5. 组织或协助开展药物警戒相关的交流、教育和培训 国家药品监督管理局建议药物警戒部门不仅开展面向部门内人员和其他部门相关人员的针对性培训，而且开展面向持有人全体员工的培训。

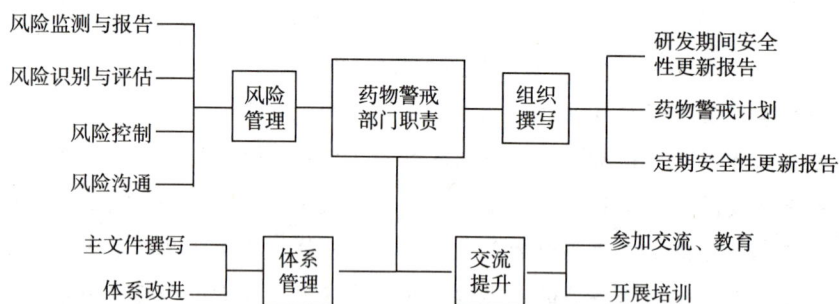

图2-2 药物警戒部门部分职责图

建议药物警戒负责人和药物警戒部门专职人员参加监管部门、监测机构以及药物警戒行业组织的培训，以实时掌握政策要求，跟踪药物警戒行业最新进展，持续提升药物警戒能力和水平。

三、药物警戒相关部门

开展药物警戒活动不仅仅是药物警戒部门的责任，还需要多个相关部门工作的配合。在GVP第二十二条中指出，持有人应当明确其他相关部门在药物警戒活动中的职责，如药物研发、注册、生产、质量、销售、市场等部门，确保药物警戒活动顺利开展。明确药物警戒部门与其他相关部门的职责，建立良好的沟通和协调机制，保障药物警戒活动的顺利开展。

（一）研发部门

药物警戒部门和药品研发部门是相互合作的关系。药物警戒体系覆盖药品全生命周期，从药物的研究设计就开始着手，涉及药品上市前和上市后。一方面，药物研发部门可以给药物警戒工作提供相关技术资料和人员支持。药品上市后的定期安全性更新报告/定期获益－风险评估报告，药物警戒计划的制定和撰写，药品风险的研判，严重不良事件的分析评价等都需要研发部门专业人员的参与和指导。另一方面，药物警戒在药品研发中起着非常重要的作用。在研发阶段及时发现信号，采取风险控制，可以保护受试者，对药品研发策略和计划有着重大影响。药品上市后安全性信号的收集和处理，也补充了研发期间对产品安全性问题了解的不足。

（二）注册部门

注册部门需关注上市后产品信息的更新情况，并持续提供给药物警戒部门。与药物警戒部门共同撰写定期安全性更新报告/定期获益－风险评估报告，提供撰写需要的材料如产品注册信息、药品说明书、质量标准、核心数据表及全球上市状态等信息，追踪并与药物警戒部门确认递交情况。在开展药物警戒活动的过程中，做出修改药品说明书或质量标准等风险控制决策后，由注册部门按照要求进行完成注册变更相关事项。

（三）生产部门

生产部门需协助开展药品安全性事件调查和药品风险分析，提供原辅料来源、原料管理、生产工艺、生产记录以及产品贮存调查等资料，并进行风险排查和评估。定期安全性更新报告/定期获益－风险评估报告撰写时，生产部门需提供与产品生产相关的数据。

（四）质量部门

质量部门收到对产品的有关不良反应的投诉时需转达给药物警戒部门。质量部门在调查与处理因产品质量问题导致的药品安全性事件时，需提供与问题产品相关的质量证明文件，例如质量标准、检验数据、留样检验等资料，并开展质量排查评估。在定期安全性更新报告/定期获益－风险评估报告撰写时，质量部门需提供产品的质量标准、产量等资料。

（五）销售部门

销售部门是产品安全性信息的重要来源，可以通过与医生、经销商、患者沟通发现疑似药品不良反应信息，并及时上报给药物警戒部门。药物警戒部门调查随访信息，包括个例不良反应信息缺失的随访、死亡病例的调查等，都需要销售部门人员的配合。一旦发生因产品质量问题导致的产品召回、暂停使用等控制措施时，需要销售部门提供产品追溯数据，并根据职责分工实施控制措施。在定期安全性更新报告/定期获益－风险评估报告的撰写过程中，需要销售部门提供产品销售数据以计算患者暴露量。

（六）市场部门

市场部门需履行药物警戒报告职责，在市场活动中将发现的疑似药品不良反应相关信息及时传递给药物警戒部门。在市场调研、网络调研及社交媒体等市场活动项目中，可建立相应工作机制以获取、识别疑似药品不良反应信息，汇总后发送给药物警戒部门。市场部门作为药品安全委员会成员之一，参与药品风险管理，并参与安全性事件的处理，如群体事件、死亡事件的调查等。

实践实训

实训1   设置组织机构

【实训目的】

通过本次实训，掌握药品安全委员会、药物警戒体系组织机构建设要求，熟悉药品安全委员会、药物警戒部门的职责。

【材料准备】

1. 全班分成8个组，6～7人/组，人数少的班级5～6人/组。
2. 计算机。
3. 桌签8个。
4. A4纸若干张。
5. 阅读材料：《药物警戒质量管理规范》。

【任务背景】

某企业是集生产、研发、销售于一体的综合制药集团，内部设置部门有质量部、研发部、生产部、销售部、注册部、医学部、市场部、财务部、人力资源部、法务部等。该企业为更好地开展药物警戒工作，按照GVP的要求，准备成立药物警戒部门，并组建药品安全委员会。该企业总经理担任药品安全委员会主任委员，药物警戒负责人任药品安全委员会副主任委员，其他相关部门担任药品安全委员会委员。

【实施步骤】

步骤一   学习材料

学习《药物警戒质量管理规范》第三章第一节，关于组织机构设置要求。

步骤二   画组织机构图

根据任务背景，按照GVP要求，画出该企业药品安全委员会组织机构图和药物警戒体系组织机构图。

步骤三   职能设置

写出药品安全委员会、药物警戒部门的职责。

步骤四   拓展思考

查阅资料，讨论企业是否有必要独立设立药物警戒部门，将答案上传到学习平台。

【操作要点和注意事项】

1. 每个小组要认真学习规范。
2. 明确企业负责人和药物警戒负责人在药品安全委员会组织机构图中的位置。
3. 明确药物警戒体系组织机构图中药物警戒相关部门的组成。
4. 团队共同画出组织机构及职能框图，要求如下。
（1）框图美观，布局合理。

（2）机构层级及各层级之间关系正确。

（3）部门职能明确。

任务二　人员与资源管理 📱微课2

在药物警戒工作中，人员是药物警戒工作的执行者，是持有人落实GVP的基础。高素质的员工关系到药物警戒工作开展的合规性和质量。按照GVP的要求，持有人的法定代表人或主要负责人是药物警戒的责任主体，根据工作需要开展药物警戒相关工作，对药物警戒活动全面负责，并承担相应的法律责任。同时，持有人应当为药物警戒工作指定药物警戒负责人，配备符合岗位要求的人员，并组织开展药物警戒培训，不断提高专职人员及相关人员的知识能力和岗位技能，使药物警戒活动能够健康有序、持续合规的全面开展，从而确保药物警戒体系的有效运行及质量目标的实现。

▶▶ 情境导入 ◢◢◢

情境描述： 某持有人拟成立独立的药物警戒部门，按照GVP的要求，需要指定一名药物警戒负责人，并根据部门职责和岗位要求，配置药物警戒部门负责人一名和专职人员若干。

思考： 1. 药物警戒负责人的任职要求有哪些？

2. 对于药物警戒部门负责人和其他专职人员，需要符合哪些要求才能胜任该岗位呢？

一、人员任职管理

（一）药物警戒负责人

1. 任职要求 药物警戒负责人（qualified person responsible for pharmacovigilance，QPPV）是药物警戒活动的关键管理者，需要负责药物警戒活动整体的实施，协调药物警戒团队中不同专业背景的人员，以及多个相关部门的药物警戒工作。因此，药物警戒负责人应当是具有专业能力的管理层，要具有足够的权限和影响力，可以是主管、经理、副总等级别的管理层。在专业上，要求具有医学、药学、流行病学或相关专业背景，本科及以上学历或中级及以上专业技术职称；在能力上要求，三年以上从事药物警戒相关工作经历，熟悉我国药物警戒相关法律法规和技术指导原则，具备药物警戒管理工作的知识和技能。

2. 工作职责 药物警戒负责人的职责是负责药物警戒体系的运行和持续改进，确保药物警戒体系符合相关法律法规的要求。在开展药物警戒工作过程中，需要承担以下主要职责：

（1）确保药品不良反应监测与报告的合规性。

（2）监督开展药品安全风险识别、评估与控制，确保风险控制措施的有效执行。

（3）负责药品安全性信息沟通的管理，确保沟通及时有效。

（4）确保持有人内部以及与药品监督管理部门和药品不良反应监测机构沟通渠道顺畅。

（5）负责重要药物警戒文件的审核或签发。

药物警戒负责人的聘任证明或岗位证明文件、背景和资质证明等除应在企业进行备案外，还应当在国家药品不良反应监测系统中登记。相关信息发生变更的，药物警戒负责人应当自变更之日起30日内完成更新。当持有人为境外持有人时，需要指定在中国境内的企业法人为药物警戒负责人，并在中国国家药品不良反应监测系统中登记。

知识链接

药物警戒负责人交接管理

药物警戒负责人作为药物警戒活动的实施者，需要保持人员的稳定，从而有利于药物警戒活动的持续开展。如果发生变动，可能导致数据丢失、信息更新不及时、相关研究中断等不良影响。建议建立相应的工作交接制度，当药物警戒工作人员发生变动时，已有数据、文件、报告需全部移交，应开展未开展的、已开展尚未完成的工作定向交接，交接工作应有相应记录。在一定时间内保留岗位变动人员的通讯信息，以便在需要对前期工作进行解释说明时能够联系到相应人员。

另外，药物警戒负责人的联系方式应根据工作职责需要进行公开。节假日或者个人休假无法处理工作期间，需要预留紧急联系人的联系方式。

（二）药物警戒部门负责人

药物警戒部人员是药物警戒活动的执行人，其中负责管理工作的是药物警戒部门负责人，其他为药物警戒专职人员。为保证药物警戒工作有序合规、保质保量地完成，药物警戒部门应当配备足够数量并具备适当资质的专职人员。

1. 任职要求　药物警戒部门负责人作为管理人员，建议其任职要求有：具备一定的职务，有一定的权限领导药物警戒部开展工作；有专业基础，具有医学、药学、流行病学或相关专业背景，本科及以上学历或中级及以上专业技术职称；有从事药物警戒相关工作经验，熟悉我国药物警戒相关法律法规和技术指导原则，具备药物警戒管理工作的知识和技能。

2. 工作职责　药物警戒部门负责人负责药物警戒部的管理工作，领导本部门履行药物警戒职责，主要职责有：组织制定符合法律法规要求的相关制度、规程、规范，并监督实施；组织开展药品不良反应信息收集、报告与处置；组织开展风险信号识别、评估以及风险控制措施；组织协调各部门，保障药物警戒工作全面顺利开展。同时作为药品安全委员会成员，承担药品安全委员会成员的工作职责，一般情况下，负责药品安全委员会的日常管理工作。

（三）药物警戒专职人员

药物警戒专职人员配置数量应当与企业发展规模、药品安全性特征相适应。

1. 任职要求　具有医学、药学、流行病学或相关专业知识，接受过与药物警戒相关的培训，熟悉我国药物警戒相关法律法规和技术指导原则，具备开展药物警戒活动所需知识和技能。

2. 工作职责　药物警戒专职人员是药物警戒工作的直接执行人，负责初步制定相关制度、规程、规范，收集和处置药品不良反应信息，对风险信号进行识别、评估和控制，撰写各类报告文件等。专职人员的工作可以在药物警戒部门设置时进行合理分工：按照持有人和申办者的需求，可分为药品上市后和临床试验期间的药物警戒工作；按照工作内容不同也可分为信息收集、风险评估、文件管理等不同岗位职责。在招聘时可以根据工作职责分工不同，匹配相应的学历或工作背景，比如需要负责报告医学审阅和评价的专职人员，招聘时可以强调应具有医学专业背景。

即学即练

GVP 规定，药物警戒专职人员的任职要求有（　　）

A. 具有医学、药学、流行病学或相关专业知识

B. 熟悉我国药物警戒相关法律法规和技术指导原则

C. 具备开展药物警戒活动所需知识和技能

D. 三年以上从事药物警戒相关工作经历

（四）其他部门相关人员

药物研发、注册、生产、质量、销售、市场等部门作为药物警戒活动的相关部门，其负责人及人员需要承担相应的药物警戒任务。因此，要求相关部门负责人及人员需要参加药物警戒相关培训，了解药物警戒相关法律法规和技术要求，具备承担药物警戒职责的知识和技能。在落实好本部门工作职责的同时，配合药物警戒部门开展相关工作，完成药物警戒任务。

二、人员培训管理

持有人应该开展科学的药物警戒培训，提升全员药物警戒意识，培养专职人员及相关人员的知识能力和岗位技能。科学的培训是提高药物警戒岗位人员职业素质的重要途径，也是持有人实现药物警戒质量目标的保障。

（一）培训对象

参与药物警戒活动的人员均应当接受培训，包括药物警戒负责人、药物警戒部门负责人、药物警戒专职人员、其他相关部门负责人及人员。但是在药物警戒培训过程中，应该根据岗位需求与人员能力制定适宜的药物警戒培训计划，有针对性地进行培训。

（二）培训内容

按照 GVP 的要求，培训内容应当包括药物警戒基础知识、相关法规、岗位知识和技能等，其中岗位知识和技能培训应当与被培训人的药物警戒职责和要求相适应。

药物警戒负责人主要培训内容有：药物警戒相关法律法规和技术指导动态、药物警戒活动基本内容、药物警戒活动相关方、药物警戒体系建立方法、突发事件应急处理措施、药品上市后安全性研究方案报告审核等。

药物警戒部门负责人主要培训内容有：药物警戒体系建设方法、药物警戒人员要求和培训、药物警戒文件管理、药物警戒相关法规体系要求等。

药物警戒专职人员主要培训内容有：部门职责及自身岗位职责，药物警戒活动开展相关法规、技术及信息化体系，企业品种安全性信息，不良反应信息收集与处置、信号检测、风险评估等方式，各类报告撰写方法等。对于负责临床试验期间的药物警戒专职人员，还需要培训药物临床试验质量管理规范、临床试验安全信息监测制定方法以及严重不良事件报告操作规程等岗位知识技能。

药物警戒相关部门及人员也需要接受药物警戒培训，培训内容针对不同部门，侧重点不同。对于质量部，需要协助完成药物警戒质量体系文件建设，主要培训内容是药物警戒相关法规；对于市场部门，需要培训的内容主要涉及信息的收集和 GVP 条款在市场中的遵循和执行等；对于生产部门，培训内容主要是和产品质量调查相关的知识。

不同部门和人员，在药物警戒活动中的职责不同，培训内容也不同。但是对于全体员工，培训的共同目标是明确药物警戒活动的开展要基于药品安全性特征，最大限度地降低药品安全风险，保护和促进公众健康。

（三）培训方式

按照培训对象不同，培训方式分为岗前培训和持续培训。为保证新员工能够胜任药物警戒工作，入职时，需要进行岗前培训。在工作过程中，员工需要持续性地接受培训，及时跟进国家法律法规颁布、修订，学习前沿药物警戒相关知识技能。

按照参与形式的不同，培训还分为外部培训和内部培训。外部培训主要指各级监管部门或监测机构、学术团体等组织开展的线上或线下的药物警戒相关培训。内部培训包括企业内部开展的专题讲座、现场操作、外聘专家培训、案例培训、员工自学等等。

(四) 培训要求

药物警戒培训应当制定培训计划，并按照计划开展培训。培训计划一般分为年度计划（表2-1）、月度计划、外部培训计划等。培训计划的执行情况，需要进行相应的评估考核。员工在各阶段不同培训过程中，可以建立员工个人培训教育档案。企业所开展的各项培训，可以建立企业培训教育档案。

培训过程中涉及的培训计划、记录和档案，包括培训通知、签到表、培训材料、考核记录、培训照片等，均需要建档留存。

表2-1　药物警戒部年度培训计划表

编号：　　　　　　　　　　　　　　　　　　　　　　　　　　　　　　填表日期：

序号	培训时间	培训目的	参加对象	培训方式	授课人	考核方式	备注

三、设备与资源管理

药物警戒质量管理体系，同样遵循质量管理中的"人、机、料、法、环"要求，对于机构、人员、设备、资源的管理是必不可少的，持有人应当配备满足药物警戒活动所需的设备与资源，并进行适当的管理和维护，包括检查、资质验证和（或）有效性确认，以明确它们是否符合预期用途，确保其持续满足使用要求。

(一) 设备

药物警戒活动所需设备包括办公区域和设施、纸质和电子资料存储空间和设备、安全稳定的网络环境。

1. 办公区域和设施　药物警戒部门应当设置专用的办公室或者办公区域，公开办公场所地理位置，方便药物警戒相关部门能够知晓和联系到药物警戒部。办公场所要注意信息安全，不能在公共区域随意放置任何可能涉及安全性信息的资料，要设置门禁管理，非公司人员绝不能够随意进出。

2. 纸质和电子资料存储空间和设备　办公场所需配备存储纸质和电子资料的空间或设备，在药物警戒部门的办公室里配备存储纸质资料的文件柜，一般可用于存放日常工作中产生的可能仍需随时使用的文件，或者在档案室有用于存储药物警戒活动相关纸质资料专属区域。对药物安全相关资料，要具备适当的保密措施，比如文件柜上锁、专人专柜放置等。对于比较重要的文件，还需要特别注意防火、防盗、防蛀等。可考虑配置文件查询追溯功能，甚至寄存至文件存档管理供应商等方式。使用存储设备存储电子档案资料的，应当定期备份，做好存储设备的保存和保密。电子存储建议使用具有文件存储功能的信息化系统。

3. 安全稳定的网络环境　持有人应当为开展药物警戒活动准备适宜的网络环境，同时应配备IT技术人员支持和保证网络的稳定、故障的排除、信息的保密等。为了便于收集来自患者、消费者、医务人员等的疑似不良反应报告，可以给药物警戒部门配置专用电话，电话号码应当不受工作人员变动影响，属于公司注册申请使用。

要注意对设备的安全性进行管理和维护，尤其是文件存储柜、电脑等具有使用寿命限制或空间、容量限制的设备，需要定期维护，必要时进行扩容、更换。文件存储的空间环境要注意整洁、清洁、防火、防潮、空间充足，使用权限要明确，清除无关人员的权限，保证可持续使用。

(二) 资源

资源包括文献资源、医学词典、信息化工具或系统等软件。

1. 文献资源是信息收集的重要途径，企业可以根据自身需求选择合适的方式购买相关文献或者资源库。对于其他药物警戒相关的书籍、期刊等学习资料，药物警戒部门也应当适当购置，保证药物警戒专、兼职人员能够及时了解和学习药物警戒基础知识、操作技能和法规指南。

2. 医学词典可以帮助药物警戒相关人员规范编码疾病名称、不良反应名称等信息。企业可以选用免费的 WHOART 术语，也可以购买使用 MedDRA 医学词典。但要注意，MedDRA 医学词典一般是按年付费订阅，要注意信息的维护，确保使用最新版本。

3. 在使用信息化系统开展药物警戒活动时，应当满足以下要求：明确信息化系统在设计、安装、配置、验证、测试、培训、使用、维护等环节的管理要求，并规范记录上述过程；明确信息化系统的安全管理要求，根据不同的级别选取访问控制、权限分配、审计追踪、授权更改、电子签名等控制手段，确保信息化系统及其数据的安全性；信息化系统应当具备完善的数据安全及保密功能，确保电子数据不损坏、不丢失、不泄露，应当进行适当的验证或确认，以证明其满足预定用途。

实践实训

实训2 开展人员培训

【实训目的】

通过模拟药物警戒培训的开展，在活动过程中熟悉药物警戒培训的目的和流程。

【材料准备】

1. 全班分成 8 个组，6~7 人/组；人数少的班级 5~6 人/组。

2. 计算机。

3. 桌签 8 个。

4. A4 纸若干张。

5. 阅读材料：《药物警戒质量管理规范》、相关网站。

【任务背景】

某企业为了提升员工药物警戒意识，树立保护和促进公众健康的理念，同时提高员工开展药物警戒活动的知识基础和岗位能力，拟通过以下几个主题开展一次培训计划。

1. 药物警戒的发展历程。

2. 药物警戒相关法规宣讲。

3. 药物警戒与药品不良反应的关联。

【实施步骤】

步骤一 学习材料

1. 学习《药物警戒质量管理规范》第三章第二节，关于人员与培训。

2. 任选一个主题，确定培训内容。

步骤二 制定培训计划

1. 确定培训目的和培训内容。

2. 确定培训者和培训对象。

3. 制定培训计划表。

步骤三 模拟开展培训

1. 小组内按照培训内容，制作培训 PPT。

2. 组内模拟培训，录制培训视频。

步骤四　心得体会

通过本次培训，学习到了哪些药物警戒相关知识，将答案上传到学习平台。

【操作要点和注意事项】

1. 每个小组要认真学习规范，确定培训内容。

2. 小组内分工合作，确定好培训者的岗位和培训对象。

3. 通过多渠道进行资料查阅。

3. 模拟培训开展过程，注意资料留存，要求如下。

（1）有培训计划表。

（2）有培训签到表。

（3）有培训照片。

.... **目标检测**

答案解析

一、A 型题（以下每道题下面有五个备选答案，请从中选择一个最佳答案）

1.（　）负责重大风险研判、重大或紧急药品事件处置、风险控制决策以及其他与药物警戒有关的重大事项。

　　A. 药物警戒部　　　　　　B. 药品安全委员会　　　　　C. 质量管理部

　　D. 企业负责人　　　　　　E. 药物警戒负责人

2.（　）应负责建立药物警戒活动相关的工作机制和工作程序。

　　A. 药物警戒部　　　　　　B. 药品安全委员会　　　　　C. 质量管理部

　　D. 企业负责人　　　　　　E. 药物警戒负责人

3.（　）负责识别和评估药品风险，提出风险管理建议，组织或参与开展风险控制、风险沟通等活动。

　　A. 药物警戒部　　　　　　B. 药品安全委员会　　　　　C. 质量管理部

　　D. 企业负责人　　　　　　E. 药物警戒负责人

4. 药物警戒负责人要求（　）以上从事药物警戒相关工作经历。

　　A. 一年　　　　　　　　　B. 三年　　　　　　　　　　C. 五年

　　D. 八年　　　　　　　　　E. 十年

5. 药物警戒负责人相关信息发生变更的，应当自变更之日起（　）在国家药品不良反应监测系统中完成更新。

　　A. 10 日内　　　　　　　　B. 20 日内　　　　　　　　C. 30 日内

　　D. 30 日后　　　　　　　　E. 50 日内

二、X 型题（以下每道题下面有五个备选答案，请从中选择所有正确的答案）

1. 药品安全委员会的组成包括（　）。

　　A. 持有人的法定代表人　　B. 药物警戒负责人　　　　C. 相关部门负责人

　　D. 相关领域的专家　　　　E. 药物警戒专职人员

2. 为确保药物警戒活动顺利开展，除药物警戒部专门负责药物警戒活动外，下列与药物警戒活动相关的部门包括（　）。

  A. 研发　　　　　　　B. 注册　　　　　　　C. 生产

  D. 质量　　　　　　　E. 销售

3. 按照培训对象不同，培训方式分为（　）。

  A. 岗前培训　　　　　B. 外部培训　　　　　C. 持续培训

  D. 内部培训　　　　　E. 专家培训

三、问答题

1. 药物警戒部门应当履行的主要职责有哪些？

2. 药物警戒负责人主要培训内容有哪些？

书网融合……

重点小结　　　　　　微课1　　　　　　微课2

项目二 质量保证系统

PPT

学习目标

1. 掌握药物警戒质量管理体系的目标要求；药物警戒活动相关制度与规程文件；记录与数据的管理要求；药物警戒内部审核的实施及注意事项。

2. 熟悉质量控制目标；制度与规程文件的分类及管理要求；记录与数据管理基本要求；药物警戒内部审核实施过程。

3. 了解药物警戒质量保证系统建设；药物警戒工作中相关的制度与规程文件；记录与数据分类；内审实施相关工作内容。

学习引导

GVP 中提出持有人应当制定药物警戒质量目标，建立质量保证系统，对药物警戒体系及活动进行质量管理，不断提升药物警戒体系运行效能，确保药物警戒活动持续符合相关法律法规要求。

GVP 第八条规定：持有人应当以防控风险为目的，将药物警戒的关键活动纳入质量保证系统中，重点考虑以下内容：设置合理的组织机构；配备满足药物警戒活动所需的人员、设备和资源……

那么，作为持有人和申办者应该建立什么样的质量保证系统呢？质量管理体系如何建立？制度与规程文件如何管理？记录与数据如何管理？

本项目主要介绍质量管理体系的建立、制度与规程文件的管理、记录与数据的管理以及企业内部审核管理。

任务一 质量管理体系建立 @微课 1

质量管理是指建立质量方针和质量目标，并为达到质量目标所进行的有组织、有计划的活动。质量管理适用于药品的全生命周期，包括药品研发、注册、生产、流通、使用等多个阶段，质量管理和质量控制贯彻始终。药物警戒作为药品全生命周期中必须开展的一项重要活动，同样需要建立相应的质量管理体系。通过制定相应的药物警戒质量目标、质量控制指标，建立质量保证系统，对与药物警戒活动相关的机构、人员、制度、资源等要素及药物警戒活动进行质量管理，支持各项药物警戒活动的执行及药物警戒体系的持续改进，以确保符合相关法律法规的要求。质量管理体系通常包含质量目标、质量控制指标、质量保证系统等要素。

情境导入

情境描述： 某仿制药持有人按照 GVP 要求建立了药物警戒质量管理体系，并设定了质量目标。

思考： 药物警戒体系的质量目标应包括哪些方面？

一、质量目标

在 GVP 中明确提出，持有人应当制定药物警戒质量目标。质量目标是持有人在质量方面为满足法律法规要求和持续改进质量管理体系有效性方面的承诺和追求的目标。药物警戒质量目标的制定根据相关法律法规关于药物警戒的要求，其中新《药品管理法》第十二条规定，国家建立药物警戒制度，对药品不良反应及其他与用药有关的有害反应进行监测、识别、评估和控制。GVP 第三条规定，持有人和申办者应当建立药物警戒体系，通过体系的有效运行和维护，监测、识别、评估和控制药品不良反应及其他与用药有关的有害反应。GVP 第四条规定，持有人和申办者应当基于药品安全性特征开展药物警戒活动，最大限度地降低药品安全风险，保护和促进公众健康。

基于上述要求，持有人应建立药物警戒体系的总体质量目标建议至少包括：

（1）遵守药品所上市国家和（或）地区有关药物警戒活动和职责的相关法律要求。

（2）对于已获得上市许可的药品，预防在使用后出现的不良反应对用药人群的伤害，或因职业暴露产生的不良反应对被暴露者的伤害。

（3）促进安全有效地使用药品，特别是通过向用药人群、专业医护人员和公众及时提供有关药品的安全性信息。

（4）促进对用药人群及公众健康的保护。

同时药物警戒体系质量目标应考虑持有人实际，与持有人整体质量方针相适应，作为整体质量方针的一部分，应在其中有所体现。设定好的目标并不是一成不变的，要对目标进行定期的监控、管理并适时更新。另外，在 GVP 委托管理章节提及：对受托方定期审计时要求受托方充分了解其药物警戒的质量目标，确保药物警戒活动持续符合要求，这也说明了药物警戒活动是否委托，药物警戒质量目标均应贯彻或体现在整个质量管理活动中。

二、质量保证系统

质量保证系统作为质量管理体系的一部分，药物警戒质量保证系统的重点是质量管控，以确保持有人或临床研究发起人以一个有效的质量管理系统来规范药物警戒活动各个方面的法规依从性，并及时根据具体的组织变化做出调整。GVP 第八条规定，持有人应当以防控风险为目的，将药物警戒的关键活动纳入质量保证系统中，重点考虑以下内容：

（一）设置合理的组织机构。

（二）配备满足药物警戒活动所需的人员、设备和资源。

（三）制定符合法律法规要求的管理制度。

（四）制定全面、清晰、可操作的操作规程。

（五）建立有效、畅通的疑似药品不良反应信息收集途径。

（六）开展符合法律法规要求的报告与处置活动。

（七）开展有效的风险信号识别和评估活动。

（八）对已识别的风险采取有效的控制措施。

（九）确保药物警戒相关文件和记录可获取、可查阅、可追溯。

在质量保证系统中，组织、人员均是重要组成要素，其中组织是质量管理活动开展的保障，人是质量管理活动的具体执行者，质量保证系统能够有效运行的前提是合理的药物警戒质量保证组织和相应的人员。可以在药物警戒职能部门中指定人员或设立专属的质量管理岗位承担药物警戒工作的质量管理，也可以在公司整个质量管理架构下设立专门的质量管理部门，履行包括药物警戒部门在内各职能部门的质量管理责任，或者采取两者结合的方式，例如对内审等质量管理活动采取相同的标准统一管理，其他质量活动由各职能部门独立组织开展。

持有人通过制定药物警戒质量目标，建立质量保证系统，对药物警戒体系及活动进行质量管理，才能不断提升药物警戒体系运行效能，确保药物警戒活动持续符合相关法律法规要求。

◆ 即学即练

GVP 规定，持有人应当制定药物警戒质量目标，建立（　），对药物警戒体系及活动进行质量管理，不断提升药物警戒体系运行效能，确保药物警戒活动持续符合相关法律法规要求。

A. 质量控制系统　　　B. 质量保证系统　　　C. 质量管理体系　　　D. 药物警戒体系

三、质量控制指标

为了确保质量目标能够落实到具体工作中，并能有效评价结果，需要制定相应的质量控制指标。质量控制指标，通常是影响药物警戒合规关键活动的可衡量因子，以及相应的评估等级和阈值，有助于在药物警戒活动具体环节中落实质量目标的日常监督、管理评审，以及后续有重点的跟进。

GVP 第九条规定，持有人应当制定并适时更新药物警戒质量控制指标，控制指标应当贯穿到药物警戒的关键活动中，并分解落实到具体部门和人员，包括但不限于：

（一）药品不良反应报告合规性。

（二）定期安全性更新报告合规性。

（三）信号检测和评价的及时性。

（四）药物警戒体系主文件更新的及时性。

（五）药物警戒计划的制定和执行情况。

（六）人员培训计划的制定和执行情况。

以上 GVP 的要求规定了持有人应在规定时间内向监管部门提交准确、完整、可验证的个例报告和定期报告、确定相应的信号检测策略并执行、及时向监管部门呈现持有人药物警戒体系现状合理的、根据产品安全特征制定相应的药物警戒计划并按约定执行风险最小化措施、按计划开展人员或部门培训等内容。另外持有人如果有关键药物警戒活动委托开展的情况，应确保受托方按法规要求设定质量控制指标并定期进行回顾。

在制定质量控制指标时，首先要依据法规的要求，能够覆盖药物警戒的关键活动，以便能够有效反映具体药物警戒关键活动的合规状态，同时可以考虑对每个质量控制指标设定具体的监督频次（如每月），并持续监督，以便组织基于指标状态，及时识别问题和风险，采取相应行动。另外质量控制指标并不是一成不变的，当外部法规变化以及内部质量目标和要求定期审核并适时更新质量控制指标，以便其持续符合制定的目的。

持有人制定的质量控制指标应合规、合理、可量化。其中上段内容提到的合规是制定的首要考量要素，这也是持有人开展药物警戒活动的前提；合理是指质量控制指标能涵盖关键药物警戒活动、与持有人的实际相一致，例如无药物警戒委托活动则不需要制定涉及受托方相关的质量控制指标。另外，质量控制指标应综合考虑人为不可控因素的影响，结合持有人的实际运行，并非所有指标都追求理想化的 100%；可量化是从实际监督考虑的，如质量控制指标不可量化，就不能保证对药物警戒活动进行有效监督，无法识别药物警戒系统潜在的风险，进而影响药物警戒体系的持续改进。整体上持有人需要按照公司质量目标的要求，各相关部门根据承担的药物警戒职责，进行目标的拆分与界定，将药物警戒工作的要求落实到各部门的部门职责、岗位职责和绩效考核中，建立各部门的药物警戒质量控制指标。

委托管理

　　药物警戒部门配备难以满足药物警戒工作需求时，可以采取委托管理的方式。依据持有人自身药物警戒体系完整性的不同，可以选取全包（零基础全权委托）、半包、清包三种不同的委托方式。持有人委托开展药物警戒相关工作的，双方应当签订委托协议，保证药物警戒活动全过程信息真实、准确、完整和可追溯，且符合相关法律法规要求。常见的药物警戒外包业务主要有：药品不良反应案例收集、录入、报告、评价，文献检索、翻译，定期安全性更新报告撰写，药物警戒培训，热线电话管理，药物警戒年度报告撰写等。

　　集团内各持有人之间以及总部和各持有人之间可签订药物警戒委托协议，也可书面约定相应职责与工作机制，相应法律责任由持有人承担。

四、关键质量管理活动

（一）偏差管理

　　在 GVP 中没有提及偏差以及相关定义，但其在 GMP 等规范中的质量管理体系中属于比较成熟的质量管理活动。ICH Q7 中将偏差定义为偏离已批准的程序或标准的任何情况，从药物警戒的角度出发，偏差管理是为了保证持有人在开展或执行药物警戒活动过程中符合相关程序文件/标准的规定，进而保证符合药物警戒各项控制指标的要求，符合质量目标。

　　持有人可以建立单独的药物警戒偏差管理，也可以建立统一的偏差管理体系，药物警戒活动发生偏差遵从其约定。一般而言，偏差管理应涵盖偏差的上报、评估与定级、调查、结论、关闭等阶段。进一步细分，偏差的上报可以从偏差的发现、偏差记录表的填写等方面考虑；发生偏差后可以从对文件管理系统/法律法规/患者健康的影响等方面进行评估，根据偏差偏离的程序或风险的大小分为重大偏差、中等偏差、微小偏差等；偏差的调查深度与偏差的风险程度成正比，如微小偏差，只需进行直接原因的调查，直接原因明确的情况下可不形成正式的偏差报告，中等偏差则应进行较为全面的调查，查出偏差产生的直接原因和根本原因，并形成正式调查报告，重大偏差应遵循全面彻底调查的原则，查明直接原因及根本原因，形成正式调查报告；偏差调查完成后由相应的负责人或相关部门的负责人对调查结果给予意见，在偏差发生原因明确、相关纠正预防措施有效等前提下，偏差可关闭，并保留好相关的记录或附件。

（二）变更管理

　　GVP 同样未明确规定变更的定义，仅在第七章第二节等章节提及变更等概念，但变更控制在质量管理体系中占有较重的地位，是药物警戒体系持续改进的重要组成部分。ICH Q10 中描述革新创造，持续改进，工序能力和产品质量检测及改进预防行动促进了变更。为了更好地评估、批准和执行这些变更，企业应建立有效的变更管理系统。变更管理应贯穿整个产品生命周期，在产品生命周期的不同阶段，变更管理应用的程度不同，商业生产阶段应建立正式的变更管理系统。从药物警戒活动出发，药物警戒质量文件的变更、药物警戒数据库的变更、关键人员的变更等均属于变更的范围。从程序上来说，变更管理应涵盖变更的申请、审核、评估、批准、实施、效果确认、最终审批等过程。

（三）内部审核

　　内部审核是监管机构对持有人在自我发现体系问题的要求，是持有人自发的一种质量管理行为，其中在 GVP 中有单独的章节规定，要求持有人在药物警戒体系出现重大变化时，应当及时开展内审，以评估药物警戒体系的适宜性、充分性、有效性。包括药物警戒部门在内，销售、质量、生产、研发等所有参与药物警戒活动的部门均应被审核。GVP 对审核做出了整体要求，要求独立、系统、全面进行，可由持有人指定人员，如参与药物警戒活动的人员。但要避免自己审核自己的工作，一方面是保证审核的独立客观性，另一方面也能更好地发现问题，可由外部人员或专家进行，例如集团公司内其他持有人的药物警戒部门人员或专门的药物警戒审计公司等，需要注意的是参与审计的人员一定要有足够的资质，熟悉药物警戒相关法律法规和实际工作。针对内审发现的问题，问题相关部门应调查问题产生的原因，根据持有人相关的 SOP 采取相应的纠正和预防措施。

（四）纠正和预防措施

药物警戒体系内部审核是药物警戒质量管理体系的管理内容之一。GVP 规定持有人应当定期开展内部审核（以下简称"内审"），审核各项制度、规程及其执行情况，评估药物警戒体系的适宜性、充分性、有效性。通过缺陷及偏差的整改和预防，持续改进药物警戒质量管理水平。

GVP 第十四条规定，针对内审发现的问题，持有人应当调查问题产生的原因，采取相应的纠正和预防措施，并对纠正和预防措施进行跟踪和评估。质量控制以及系统运行的过程中经常会有不期望的情况发生，纠正和预防措施（CAPA）是质量体系持续改进中最重要的管理系统，除了进行纠正消除现实的危害以外，也必须采取纠正措施和预防措施，以确保相同或类似的危害不再发生，这是对持有人在药物警戒体系质量管理上最基本的要求。实际上，如果希望药物警戒体系能够持续有效地运行下去，CAPA 系统在体系的持续改进中起着关键作用。

五、药物警戒体系主文件

药物警戒体系主文件（PSMF）最早由欧盟提出，是用于描述持有人开展药物警戒活动的文件。《药物警戒质量管理规范》要求药品上市许可持有人创建并维护药物警戒体系主文件。药物警戒体系主文件用来描述持有人的药物警戒体系及活动情况，应当与现行药物警戒体系及活动情况保持一致，并持续满足相关法律法规和实际工作需要。

持有人应当结合自身实际情况，制定反映药物警戒活动情况的药物警戒体系主文件。从药物警戒体系主文件内容上来说，至少包括组织机构、药物警戒负责人的基本信息、专职人员配备情况、药品不良反应信息来源、信息化工具或系统、管理制度和操作规程、药物警戒体系运行情况、药物警戒活动委托、质量管理、附录十个项目。国家药品不良反应监测中心发布的《药物警戒体系主文件撰写指南》，提出了撰写药物警戒体系主文件的一般要求，用以指导持有人创建和维护药物警戒体系主文件。

通过创建和维护药物警戒体系主文件，持有人应当确保药物警戒体系持续合规性、药物警戒体系按照要求有效运行、能够及时发现药物警戒体系存在的不足与不足，保障药物警戒活动的有序开展，并对药物警戒体系进行持续改善。

GVP 中对 PSMF 的更新频率未作出明确要求，在《药物警戒体系主文件撰写指南》中提出常规的更新维护是至少每年，但当药物警戒责任主体（持有人）、药物警戒组织机构、药物警戒负责人、药物警戒活动委托等发生重大变化时，或者因监管部门检查、持有人内部审核等工作需要的，持有人应当及时更新药物警戒体系主文件。

实践实训

实训3 药物警戒体系主文件撰写

【实训目的】

通过本次实训，掌握药物警戒体系主文件撰写的基本要求，熟悉药物警戒体系主文件的基本组成。

【材料准备】

1. 全班分成8个组，6~7人/组，人数少的班级5~6人/组。

2. 桌签8个。

3. A4纸若干张。

4. 阅读材料：《药物警戒质量管理规范》《药物警戒体系主文件撰写指南》。

【任务背景】

药物警戒体系主文件是对持有人的药物警戒体系及活动情况的描述，是确保药物警戒体系正常运转并发挥作用的核心性文件，包括药物警戒体系组织架构、人员管理、日常活动、审核等各个方面的内容，是药物警戒具体工作的直接性指导文件。同时也是国家对相关企业药物警戒工作进行指导和监管的最直接文件。

某制药企业按照GVP要求，准备撰写与药物警戒体系及活动情况一致，满足相关法律法规和实际工作需要的药物警戒体系主文件。

【实施步骤】

步骤一 学习材料

学习《药物警戒质量管理规范》第二章第一节、第二节内容。参考《药物警戒体系主文件撰写指南》。

药物警戒体系主文件格式要求

药物警戒体系主文件包含封面、目录、正文和附录四部分内容。

1. 封面：包括持有人名称、药物警戒负责人姓名、审核批准人员姓名、药物警戒体系主文件版本号、生效日期等

2. 目录

（1）组织机构

（2）药物警戒负责人的基本信息

（3）人员配备情况

（4）疑似药品不良反应信息来源

（5）信息化工具或系统

（6）管理制度和操作规程

（7）药物警戒体系运行情况

（8）药物警戒活动委托

（9）质量管理

（10）附录

3. 正文

4. 附录

步骤二　选取撰写内容

根据学习资料里的药物警戒体系主文件目录，结合前面的学习内容，小组讨论在文件目录中选取三个内容进行主文件的撰写。

步骤三　角色分工

根据撰写格式要求，小组分工合作完成封面、目录、正文和附录四部分的内容，组合成一套完成药物警戒体系主文件。

1. 封面要求有持有人名称、药物警戒负责人姓名、审核批准人员姓名、药物警戒体系主文件版本号、生效日期等。

2. 选取 1～3 个附录内容，查阅相关学习资料进行描述。

【操作要点和注意事项】

1. 每个小组要认真学习规范和撰写指南。

2. 结合前文的学习选取适当的撰写内容。

3. 封面要求内容规范、设计美观。

任务二　制度与规程文件管理 微课2

根据《ISO 9001：2016 质量管理体系要求》中对质量管理体系的规定，要求持有人应按照要求建立质量管理体系，并形成文件，用以描述企业管理体系结构、职责和工作程序的一整套文件，规定了企业质量管理体系的要求和方法，也可作为企业质量管理体系内审的依据。

情境导入

情境描述：持有人拟建立药物警戒部，开展药物警戒活动。按照 GVP 要求，制定完善的药物警戒制度和规程文件。

思考：持有人需要建立哪些药物警戒制度和规程文件？

一、制度与规程文件制定原则

文件是质量管理体系的基本要素。持有人建立的质量体系文件应该明确规定组织内所有的相关人员在质量管理活动中应遵循的规则和程序，具有规范性。编写文件时，要求应符合法规要求、全面、清晰、持续改进、一致性、可追溯性、基于风险的思维，用简洁、易懂的语言编写，以便各级员工能准确理解和遵守。

1. 法规合规性　质量管理体系文件应符合适用的法规和标准要求，应反映出符合相关法规和标准的最佳实践，并且持有人应该确保文件的内容始终与当前的法规和标准相符。

2. 内容全面清晰　要求质量管理体系文件应涵盖与质量管理相关的活动和程序，包括质量目标、管理职责、流程、记录、指导、识别与纠正非合规行为等方面，其中涉及到的每个流程和程序都需要详细描述其目标、职责和要求。

3. 持续改进　质量体系管理文件应鼓励持续改进。文件中应包含质量管理体系持续改进的相关程序和步骤，以确保持有人能够不断提高产品质量。

4. 系统性、一致性　质量管理体系文件在信息和要求上要相互一致，以防止不一致的信息和要求对质量管理活动造成混乱。

5. 基于风险思维 意味着文件中的内容和要求应基于持有人内外的风险评估结果，以确保质量管理活动能够有效应对风险。

在药物警戒活动中，持有人应以防控风险为目的编写和管理质量管理体系文件，以书面的药物警戒制度和规程文件的形式系统有序地形成，文件应符合相关法律法规和《药物警戒质量管理规范》的要求，并与持有人药物警戒工作的实际情况相适应。文件内容应涉及持有人药物警戒的所有活动环节，可确保药物警戒过程的有效运作，并能起监视、测量及分析作用。持有人将制度文件、操作规程和职责文件等制订成为质量手册，用于规范药物警戒体系各部门的药物警戒活动。通过实施此文件，以实现对药物警戒全过程所策划的结果，可使得持有人可持续改进药物警戒工作中的实际问题。

质量手册中的文件内容应全面、清晰、易懂；操作规程应具有可操作性；带有数据的记录文件应可以用于佐证活动所取得的结果或已执行了的活动。如因并购、转让、重组等情况出现药物警戒责任主体发生变化时，应该准确、完整地移交相关文件与记录。

在编写质量管理体系文件时，应遵循《ISO 9001：2016 质量管理体系要求》，管理过程应严格按照质量管理体系中相关的文件规定实施，使得药物警戒活动有效开展。如何科学有效地管理质量管理体系所涉及的文件全关重要，也是质量保证系统中的重要内容。

二、制度与规程文件类别

（一）按照来源分类

药物警戒中的文件按照来源可以分为内部文件和外部文件。

内部文件是指持有人按照法律法规要求，根据自身实际情况而制订的一系列文件，一般包括管理制度、操作规程、工作记录表格及合同等。

外部文件是指持有人外部相关的文件，一般包括国家的法律法规、政策文件、技术指南以及监管部门发布的通知、公告等，还包括因委托管理而产生的受托方的相关文件等。法律法规是指国家颁制的法律法规、相关监督部门颁布或发布的部门规章、规范性文件、公告、通知、指导原则、技术指南、技术标准等，属于外部文件。法律法规的管理层级是最高的，也是对持有人开展药物警戒工作的最低要求。

（二）按照管理层级分类

文件按照管理效应层级可以分为法律法规类、管理制度、标准操作规程、工作记录等。

本节中的制度与规程文件管理，主要是指持有人在药物警戒工作中所产生的内部文件。

知识链接

药学法律法规类文件划分

药学法律法规类文件层级划分，一般第一层级为法律法规，比如《中华人民共和国药品管理法》《中华人民共和国中医药法》；第二层级为部门规章，比如《药品不良反应报告和监测管理办法》《药品注册管理办法》等；第三层级为规范性文件（包括法规性和其他规范性文件），比如《国家药监局关于印发〈药物警戒检查指导原则〉的通知》《国家药监局关于发布〈药品上市后变更管理办法（试行）〉的公告》等；第四层级为公告、通知、指导原则、技术指南、技术标准等，比如《国家药监局关于发布〈个例药品不良反应收集和报告指导原则〉的通告》《上市许可持有人药品不良反应报告表（试行）》及填表说明等。

三、制度与规程文件的主要内容

1. 管理制度 管理制度的建立是为了规范持有人的日常运作，确保管理活动的有序进行，提高工作效率。药物警戒工作中的相关制度包括部门与人员管理制度、委托管理制度、培训管理制度、档案管理制度、设施资源管理制度、药品安全委员会工作制度、风险管理制度等（表2-2）。部分文件可与持有人其他质量体系（如GMP）共用，如部门与人员管理制度、培训管理制度、档案管理制度、设施资源管理制度等，也可以单独存在，但需要体现药物警戒活动的相关内容。药品安全委员会工作制度、风险管理制度、药物警戒规范管理制度等药物警戒工作中独有的制度需在相应文件中予以规定。持有人如将药物警戒工作委托于第三方实施，受托方应为具备相应工作能力和工作条件的中国境内企业法人，同时也应建立对受托方（药物警戒工作委托管理）或其他第三方实施管理的制度。

表2-2　药物警戒工作相关制度文件示例（药物警戒管理制度）

名称	基本内容
部门与人员管理制度	组织机构图，包括药物警戒部门的工作职责与人员配备；相关部门和人员的工作职责及考核等
委托管理制度	受托方的遴选要求、双方责任义务、委托工作的质量控制以及审计的开展频率及方式等
培训管理制度	药物警戒相关部门的培训要求、内容和最低频次
药品安全委员会工作制度	委员会的组成、工作机制
风险管理制度	风险管理组织架构、风险分级以及相应的控制措施和流程等
档案管理制度	对文件保存场所、年限、借阅与复制要求等
设施资源管理制度	对相关的设施资源的要求，比如办公区域和设施、网络环境、资料存储空间等

2. 操作规程 标准操作规程（SOP）是持有人标准化管理和运行的重要工作依据，是持有人为规范开展药物警戒活动所建立的程序性文件，用以规范持有人内部在执行药物警戒工作时，各部门和组织的工作流程，用以提高工作效率。药物警戒工作中的标准操作规程应包括疑似药品不良反应信息的监测与收集、药品不良反应报告的评价与处置上报、药品不良反应聚集性事件与安全突发事件处置、药品安全性信号检测与评价、安全风险评估、上市后安全性研究、药品风险控制与沟通以及信息化系统管理、质量管理、文件记录管理等活动（表2-3）。部分文件可与其他质量体系文件（如GMP）共用，如信息化系统管理、质量管理、文件记录管理操作规程，也可以单独存在，但需要体现药物警戒的相关内容。持有人如将药物警戒工作委托于第三方实施，应制订对受托方或其他第三方实施管理的操作规程。

表2-3　药物警戒工作相关规程文件示例（药物警戒操作规程）

名称	基本内容
疑似药品不良反应信息处置	不同途径收集的信息处置方式和流程、分类处置方式，以及分类处置结论处理规定
疑似药品不良反应收集表	收集途径和方式、收集内容和记录方式等
严重药品不良反应/事件（含死亡）调查	调查程序、方案的制订、组织方式、参与人员、内容和过程的记录、报告撰写、结论和建议等
个例药品不良反应、事件报告的评价与上报	判定标准、评价人、复核人、上报人以及各个阶段的时限等
药品安全风险评估	风险评估人、内容、影响因素分析、风险类型的判定及等级、风险确认流程等
药物警戒内审	周期、制订内审计划的部门、人员，以及内审内容、记录方式、报告的起草与审定流程等
培训	培训内容、频次、参与培训的部门和人员，培训计划的制订、审核、效果评估，以及培训资料的留档要求等

3. 工作记录 工作记录也是文件管理的重要内容。持有人为了规范药物警戒活动的开展、方便

创建原始记录、保证原始记录信息相对完整和全面，可以建立药物警戒工作相关的工作记录模板（表2-4）。用作模板的记录表格可以是纸质版也可以是电子版的，但是在设计或创建时应当与工作实际相关联，要具备唯一识别号，方便记录的记载、保存和追溯，内容设置要充分结合药物警戒活动的特点，考虑全面、完整、准确。

记录文件的审核、批准、印制、发放等应有相应的管理要求，防止对记录进行替换或篡改，防止无效版本的使用。合格的工作记录模板能够提高企业信息收集的完整性、文件审核流程规范性和原始数据的可溯性，同时也方便持有人进行管理。

表2-4 药物警戒工作相关规程文件示例（药物警戒工作相关记录表格）

名称	基本内容
个例疑似药品不良反应信息收集表	编号、时间、来源、四要素的相关内容、收集人与时间、处理方式等
药品不良反应/事件登记清单	编号、来源、严重性、预期性、主要不良反应名称、处理方式、时间
药品安全性文献检索记录表	编号、时间、检索时间段、数据库名称、检索结果（相关文献作为附件）
个例严重不良反应随访调查表	编号、时间，参照死亡病例的调查内容等
境外发生的药品不良反应事件报告表	编号、时间、来源、四要素的相关内容、收集人与时间、处理方式等
PSUR审核提交表、药物警戒年度报告审核提交表	起草人与时间、复核人与时间、审核批准人与时间等
风险信号确认及处理措施登记表	编号、信号来源、信号类型、处理措施、检测人员、检测时间等
药品监管机构问题追踪记录清单	编号、时间，问题名称、回复部门、回复内容摘要，回复时间等
风险事件管理清单	编号、时间、事件名称、风险级别、处理主要措施等
药物警戒体系内审记录表	时间、内审人、内审内容清单、内审不合格项等

四、制度与规程文件的管理要求

（一）内部文件的管理要求

根据《ISO 9001：2016质量管理体系要求》和《药物警戒质量管理规范》对于质量管理体系文件的要求，药物警戒相关的内部文件需满足以下条件。

1. 内容适应性 药物警戒活动的管理制度、操作规程以及记录表格等应符合持有人自身的特点。要求持有人制订的制度应与持有人的类型、规模、持有品种的数量及安全性特征等相适应。

2. 全面性 制度与规程文件的内容要求全面，应涵盖所有与药物警戒工作相关的活动和程序，保证在药物警戒工作在具体实施过程中，可以有章可循、有据可查，内容无遗漏，过程无脱节。

3. 持续适宜和有效性 为确保现行文件持续适宜和有效，持有人应该根据文件在运行过程中的实际情况，定期审查制度和规程文件是否适宜。根据法律法规更新、组织架构调整以及持有品种变化进行修订。

4. 规程文件清晰和可操作性 规程文件是持有人制订的一系列操作规程和程序性文件，是在实施药物警戒工作过程中持有人各部门和组织所需遵循的具体步骤和要求，因此规程文件必须内容明确清晰且具有可操作性，确保可被使用人准确理解和执行。

管理制度与规程文件的制订格式及内容要求应符合《药物警戒检查指导原则》《药物警戒体系主文件撰写指南》中的相关要求。

（二）外部文件的管理要求

文件管理中对于外来文件应密切关注其变化，根据其变化及时更新内部文件。

五、制度与规程文件全生命周期各环节管理重点

制度与规程文件的生命周期根据其来源有所区别。内部文件管理的生命周期应覆盖文件的起草、审核、批准、发放、培训、修订、废止、回收、销毁、归档等过程（图2-3）。外部文件一般涉及接收、更新、培训与分发、存档等过程。按照文件管理的制度和规程对整个文件体系进行明确的标准化管理，确保整个文件体系的操作过程具有可控性和可追溯性。文件应分类存放、条理分明、便于查阅。

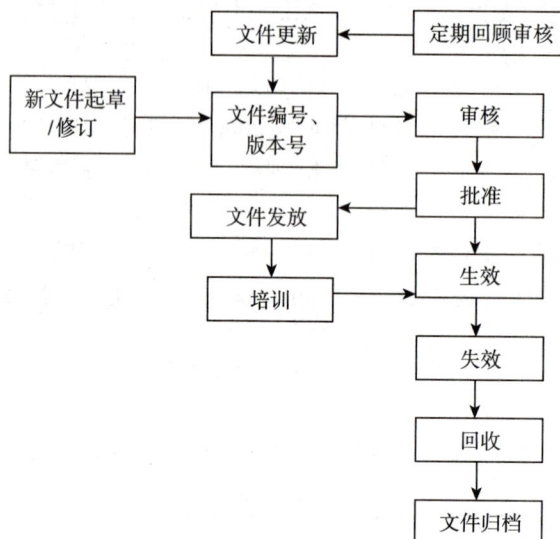

图 2-3　内部文件生命周期管理流程

（一）内部文件全生命周期各环节管理重点

对于内部管理文件，持有人应当建立文件管理的制度和操作规程，系统地设计、制订、审核、批准、发放、回收、归档，并规范记录文件管理相关的每项活动。除 GVP 规定专门的药物警戒部门应组织撰写药物警戒体系主文件外，持有人可以根据各自的组织架构确定具体负责的部门。内部文件全生命周期管理流程如图2-3。

即学即练

内部文件管理的生命周期应覆盖文件的（　　）、培训、修订、废止销毁、归档等过程。
A. 接收、更新　　　B. 起草　　　C. 审核　　　D. 批准　　　E. 发放

1. 起草/修订　建立新文件，同时对已有的文件进行定期回顾，必要时进行修订更新。文件的起草与修订应由本岗位的相关工作人员负责，起草和修订的文件应标明题目、种类、目的以及文件编号、版本号，文字描述应当准确、清晰、易懂，应有起草人签名并签署日期。修订时应附有修订历史、修订的内容与原因。

不同类型新文件的编号按照相应的管理规程操作，如文件编号管理规程，规程按《ISO 体系文件编码规则》制订。质量管理体系中的文件编码格式一般为 XXX-XX-XXX-XX，编码里可包含公司代码、部门代码、文件种类、文件顺序号以及文件的版本号等信息。

药物警戒体系的文件编码可设置为 PV-XX-XXX-XX，编号含义以具体的操作规程文件为准，第一位一般为文件种类代码，药物警戒文件的代码为 PV，第二位为分类代码（例如管理制度 GZ，标准操作规程文件为 SOP 或 CG，记录为 JL），第三位为文件顺序号，以三位阿拉伯数字表示，第四位为版本

号（01 表示第一版，02 表示第二版，即第一次修改后的文件，以此类推）。示例见表 2 – 5。

表 2 – 5　药物警戒体系文件编码示例

示例	编号含义
PV – SOP – 006 – 01	药物警戒部门 – 标准操作规程（SOP）– 006 号文件 – 第一版
PV – JL – 060	药物警戒部门 – 工作记录 – 060 号记录文件

2. 审核　起草或修订的文件由相关岗位的人负责审核，审核后由审核人签名并签署日期，其中涉及药物警戒活动的文件需经药物警戒部门审核。审核包括格式审核和内容审核。格式审核为对照已规定的文件标准格式检查相应的内容，如文件编号、版本号、字体、字号等，一般由文件管理人员负责。内容审核为从法规、技术和管理的角度，确认文件的内容是否合法合规，是否符合工作的实际需求，一般由相关岗位的部门负责人负责。

3. 批准　文件使用前必须经过批准，批准应由相关岗位部门的主管高层负责，GVP 中规定的药物警戒相关文件应由药物警戒负责人批准，文件应由批准人签名并签署日期。

4. 复制与发放　批准后的现行文件应根据文件涉及的部门对其进行复制与发放，复制件应清晰可辨，并有相应的标识便于区分不同部门，计算机化的文件应授权文件查阅人进入文件管理系统查阅文件。文件的复制与发放应有记录，包括复制的总分数，复印件加盖质量管理的文件受控印章，应记录发放的人员、部门、份数、时间等。如需向公司外部使用者（如受托方）提供文件，应有明确规定。复制件和计算机化的文件应在新文件生效前发放至相关部门，便于各部门对新起草或修订的文件组织培训。

以个例药品不良反应上报操作规程文件为例（表 2 – 6），规程文件由文件头、文件正文、文件结尾三部分构成。在规程文件的最上方，必须有标准化的文件头，包括文件名、文件编号、版次、作者、日期、审核人、批准人等信息。不同持有人的操作规程文件正文内容不同。

表 2 – 6　个例药品不良反应上报操作规程文件样式

颁发部门		题目：个例药品不良反应上报操作规程	
文件编号： PV – CB – 002 – 01	替代：	起草日期：	修订日期：
审阅日期： 审　阅　人：	审核日期： 审　核　人：	批准日期： 批　准　人：	生效日期：
份数：	分发部门：		
一、目的：规范个例药品不良反应上报操作规程……			

5. 培训　为保证文件内容的正确执行，必须明确文件的培训要求，包括培训的部门与人员。在文件生效日期之前应组织相关人员进行培训，培训应有记录，并有培训效果的考核。

6. 生效　为保证文件能在文件标注的生效日期当天生效，并能正确按照文件规定的内容执行。通常文件批准后生效前需要有一定的时间间隔，供执行人员理解文件，但也可以规定批准日期即为文件生效日期。

7. 失效、回收与销毁　文件的适用依据发生变化时应及时进行修订或废止，对于文件修订版生效后，修订前的版本就自动失效，文件管理人员应将失效的文件及时撤销，已撤销的或旧版除留档备查外，不得在工作现场出现，防止错误使用失效版本的文件。

回收和销毁的文件按照文件发放记录收回之前下发的文件，回收记录应至少包括回收的对象、部门、份数、时间、回收人等。

8. 归档　持有人应及时将文件归档，失效的文件也应留档备查。文件应按照相关的要求保存适当的年限。文件应分类存放、条理分明、便于查阅,可根据持有人自身的实际情况分类存放文件。文件的保存可以是纸质原件、电子原始数据或核准的副本,如照片、扫描件或原件的其他精确复制品。保存的条件应满足纸质、电子档案的管理要求。

GVP 对于保存期限与要求,第一百一十二条规定"在保存和处理药物警戒记录和数据的各个阶段应当采取特定的措施,确保记录和数据的安全性和保密性"。第一百一十三条规定"药物警戒记录和数据至少保存至药品注册证书注销后十年,并应当采取有效措施防止记录和数据在保存期间损毁、丢失。"文件仅提及记录和数据,产生的相关记录和数据的依据性文件也应按照此年限执行。

(二)外部文件全生命周期各环节管理重点

法律、法规及技术指南等应注意及时更新,并对相关部门进行培训。来自受托方的文件,应注意接受登记、及时更新,如需培训、分发时,参照内部管理文件执行,回收和归档管理也应参照内部文件执行。

实训 4 编写《药物警戒文件标准操作规程》

【实训目的】

通过本次实训,学生掌握制度与规程文件的分类及管理要求,了解在质量管理体系中药物警戒文件标准操作规程的重要性。

【材料准备】

1. 全班分成 8 个组,6~7 人/组,人数少的班级 5~6 人/组。
2. 计算机。
3. 桌签 8 个。
4. A4 纸若干张。
5. 阅读材料:《药物警戒体系与质量管理》。

【任务背景】

企业在设置制度文件、操作文件、工作记录表格时,根据自身实际情况和法规要求,基本格式是统一的。在文件的最上方,需要有标准化的文件文头,包括文件名、文件编号、版次、作者、日期、审核人、批准人等信息。小组选取设计一份关于制度或者操作文件的文头,或者设计一份工作记录表格。

【实施步骤】

步骤一 学习材料

学习《药物警戒体系与质量管理》第三章中文件、记录与数据管理的内容。

步骤二 具体任务

根据任务背景,按照 GVP 要求,按照内部文件的管理要求,模拟药物警戒部门起草的一份关于制度或者操作文件的文头,或者设计一份工作记录表格。

步骤三 拓展思考

一份文件的制定需要经过的流程,在制定过程中有哪些需要进行重点管理的环节?

【操作要点和注意事项】

1. 每个小组认真学习文件管理要求。
2. 文件设计要求美观和规范。
3. 要体现出文件种类、版本号等基本要求。

任务三 记录与数据管理 e微课3

数据是指在药品研制、生产、经营、使用活动中产生的反映活动执行情况的信息，包括文字、数值、符号、影像、音频、图片、图谱、条码等。记录是指在上述活动中通过一个或多个数据记载形成的，反映相关活动执行过程与结果的凭证。在药品的全生命周期过程中产生的各种数据，可用于分析产品的安全性、有效性、质量可控性。因此，持有人应当规范记录药物警戒活动的过程和结果，妥善管理药物警戒活动产生的记录与数据。

情境导入

情境描述： 某药品上市开展药物警戒工作。药物警戒室档案管理专员在整理材料时发现，2份材料存在问题，其中有1份记录归档时间是12年前，没有进行销毁；1份记录中培训签到表格内容填写不完整，没有填写时间栏，并且内容用蓝色圆珠笔填写。

思考： 如果你是该药物警戒室档案管理专员，遇到上述情况，将如何解决该问题？

为规范药品研制、生产、经营、使用活动的记录与数据管理，国家药品监督管理局发布了《药品记录与数据管理要求（试行）》，于2021年12月1日正式实施，为药物警戒活动中的记录与数据管理要求提供了支撑。记录与数据管理包括记录与数据分类、记录与数据管理基本要求、记录与数据管理的生命周期。

即学即练

国家药品监督管理局实施《药品记录与数据管理要求（试行）》的具体时间是（　　）。

A. 2021年12月1日　　　　　　B. 2021年1月1日

C. 2020年12月1日　　　　　　D. 2020年7月1日

一、记录与数据分类

在开展药物警戒活动的过程中，为了保证全过程信息的真实性、准确性、完整性和可追溯性，持有人可以根据不同活动的需求，采用一种或多种记录类型。记录和数据按照不同的模式可以分为多种类型。

（一）按照来源分类

记录与数据按来源可以分为内部记录与数据、外部记录与数据。

内部记录与数据，一般是内部审核工作提供佐证材料，包括审核的基本情况、内容和结果等，并形成书面报告。

外部记录与数据，一般是委托开展药物警戒相关工作，包括签订委托协议、培训记录和风险管理的记录等形成的书面材料。

（二）按照用途分类

按照用途分类，记录可以分为台账、日志、标识、流程、报告等不同类型。

在药物警戒工作中可能产生的记录有会议记录、培训记录、电话记录、医学咨询记录、投诉记录、随访记录、调查记录、病历复印件、个例疑似药品不良反应信息收集记录等。

根据数据的来源与用途，可将数据分为基础信息数据、行为活动数据、计量器具数据、电子数据及其他类型数据，不同类型的数据应当采用适当的管理措施与技术手段。

（三）按照载体类型分类

数据载体可采用纸质、电子或混合等一种或多种形式。以纸张为载体的记录是纸质记录，记录形式可以使用规范的、受控的记录模板、编号的页码本等，填写应做到及时、准确，字迹清晰、易读、不易擦除。纸质记录具有不易篡改性和丢失性，被篡改后会留下相应的痕迹，比较容易发现和辨别。电子记录是利用信息系统辅助产生的记录和数据，由文本、图表、数据、声音、图示或其他数字信息构成。电子记录的创建、修改、维护、归档、读取、发放和使用均由信息化系统实现。记录输入时设定录入权限，定期备份，保证原始数据的创建、更改和删除可追溯，不得随意更改。

随着信息化程度的不断深入，信息化系统所产生的数据与记录形式也越来越复杂，由复杂系统产生的大量动态数据（指能反映动态过程的记录）将很难单纯用纸质记录展现其真实情况，因此，电子记录显得更为便捷和可追溯。但是，电子记录至少应当实现原有纸质记录的同等功能，满足活动管理要求。对于电子记录和纸质记录并存的情况，应当在相应的操作规程和管理制度中明确规定作为基准的形式。

二、记录与数据管理的基本要求

记录与数据的管理要求适用于委托方、受托方和受合同约定的第三方。委托方对受托方提供给他们的数据的完整性负有最终责任。

（一）目标及原则

记录与数据管理的目标是获得高质量的真实数据，其基本原则是真实、准确、完整和可靠。从事记录与数据管理的人员应当接受必要的培训，掌握相应的管理要求与操作技能，遵守职业道德守则。

（二）数据质量要求

药物警戒活动的开展，会产生大量数据和记录，需要建立管理操作规程，确保获得高质量的真实数据。对于重要环节产生的关键数据，需要专门人员负责确认和复核。从事记录与数据管理的人员应当接受必要的培训，掌握相应的管理要求与操作技能，遵守职业道德守则。为了保证药物警戒记录和数据质量的真实、准确、完整和可靠，数据类型的记录填写或数据录入，应当满足以下要求：

1. 可追溯性　根据所记载的信息可以追溯到执行记录任务的人员、记录产生的时间。如果记录内容发生变更，则要体现出变更时间、人员和事由。在电子记录中，应确保登录用户的唯一性与可追溯性，当采用电子签名时，应当符合《中华人民共和国电子签名法》的相关规定。

2. 清晰　应清晰地记录所有原始记录和过程中产生的信息，方便后期查阅与使用。对于重要的电子数据，可在记录过程中对重要步骤和环节进行"留痕"处理，并保存痕迹材料。

3. 同步　所有数据应该在事件或决策发生时同时记录。尤其是电子记录，应当保证记录时间与系统时间的真实性、准确性和一致性，计算机时间应该是自动生成的。

4. 原始　原始记录即首次发生并记录下的信息，可采用纸质或电子记录。对于纸质记录需要手动输入到信息化系统的数据，纸质记录版数据应作为原始记录保存，原始记录以电子记录的应保持数据不能随意更改。

5. 准确　记录人员应接受相关培训，保证记录真实准确。从计量器具读取数据的，应当依法对计量器具进行检定或校准。计算机化系统、涉及到的分析方法及程序等也应经过验证或确认。

6. 完整　也称为全面性，需要记录事件发生的所有数据，保证各环节完整，确保数据不会丢失或被删除。

7. 一致 信息创建、处理、报告和存储符合逻辑，记录的数据需要按照事件发生的顺序依次记录下来。

8. 持久 记录应该按照相关规定在保存期限内保持完好无损。记录时，不应使用废纸或者便签，最好使用规范的、受控的记录模板或页码本。

9. 可获得 数据和记录在其规定的保存期间，是可以被随时查阅的，便于决策、调查、趋势分析、年报、审核或检查。

三、记录与数据管理的生命周期

纸质、电子记录与数据因载体形式不同，其生命周期有其各自特点。

无论是纸质记录与数据，还是电子记录与数据，其生命周期一般为记录数据的创建（如纸质记录的填写、电子报告打印出的纸质文档、电子数据的录入或文件的自动创建）、确认（经复核、审核的确认过程）、修改（原始数据的变更）、复制（纸质记录的复印、电子记录的拷贝备份）和传输（纸质记录的流程运转、电子记录的共享传输等）、存储/归档和销毁。记录与数据管理的生命周期如图 2-4 所示。

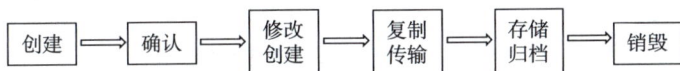

创建 ⟹ 确认 ⟹ 修改创建 ⟹ 复制传输 ⟹ 存储归档 ⟹ 销毁

图 2-4 记录与数据管理的生命周期

（一）创建

创建是记录与数据管理生命周期的"源头"，是后续管理工作的基础。创建时应特别关注记录和数据的及时性、准确性、完整性和可追溯性。

创建的记录数据主要包括基础信息数据、药物警戒活动产生的数据、药物警戒活动的数据。其中药物警戒活动产生的数据包括各类监测、分析、评价、培训等；药物警戒活动的数据，如上市后相关研究及其他有组织的数据收集项目、学术文献、药品在患者使用过程中产生的自发报告等。

创建记录和数据时应注意以下几个方面。

1. 记录及时填写，填写内容规范。在数据产生时及时记录，纸质记录必须标明标题，字迹清晰；电子记录要限定访问，设置权限，确保职责分离。

2. 记录由特定岗位的人员填写，由填写人的签名及签署日期。纸质记录中内容要填写完整，不得留有空格，无内容时要用"/"，内容与上项内容相同时应重复抄写，不得用"…"或"同上"表示。如需填写表明正确与否的括号或空格时，用"√"或"×"表示。签名通常应手写，个人印鉴需授权使用，并填写使用记录。电子记录要符合纸质版要求。

3. 记录内容持久。纸张记录必须使用中性笔或钢笔填写，填写内容不可擦除，在保存期限内应不被弄脏或褪色。电子记录确保生成记录的信息化系统时间准确，需建立业务操作规程，规定系统安装、用户管理、变更控制、日常维护等。

（二）确认

数据确认包括数据的复核、审核两个过程。其中复核人和审核人均需要授权。

药物警戒活动中产生关键性的记录和数据，一般采用双人复核，复核人签署全名及复核日期。审核人检查记录模板及所有空格是否正确填写，并进行数据评估，审核人签署全名及审核日期。在信息化系统上进行复核确认时，应设定登录权限。

（三）修改与处理

对于创建的原始数据，在确认或后续审计过程中，发现疑问需要修改时，修改记录的人员和时间要记录留痕，并保持原有信息清晰可辨。必要时说明更改的理由。

纸质记录修改时，使用不可擦除的墨水，将要修改的内容用单线划掉，必要时，应该清楚记录更正的原因，并签署修改人姓名和日期，被修改的数据应该可辨识且不被遮挡。正确纸质记录修订示例如图2-5所示。

文献检索登记表

药品通用名称		阿奇霉素颗粒					
检索词		阿奇霉素 不良反应 不良事件 导致 致 引起 反应 副作用					
检索结果	时间范围（精确到时分）	数据库	文献(篇数)				
			总数	查重后文献数	阅读摘要数	阅读全文数	下载数
	2021年8月1日 9:00 — 2021年 8月15日 9:00	中国知网	4	4	4	1	2
		维普网	5				
		PubMed	8	7	7	0	4
		Embase	10				

检索人签名/日期：×××/2021年8月15日

更正原因：××××
修改人：×××
修改日期：××××

图2-5　纸质记录修改示意图

电子记录修改时，设定修改人的权限，保留痕迹，保证数据可追溯。电子记录修改和删除示例如图2-6所示。

用户部门	销售部	用户名称	（演示）		
登录时间~退出时间	2022-01-18 13：26：12	登录IP	27.115.73.194		
登录方式	WEB	User Agcnt	Mozilla/5.0 (Windows NT 10.0:Win64; x64) AppleWebkit/537.36 (KHTML.like Gecko) Chrome/91.0.4472.124 Safari/537.36		
操作时间	2022-01-18 15:49:04	操作类型	修改		
操作模块	反馈报告审核	操作内容	反馈报告审核一件规整修改ADR报告患者疾病信息数据		
查看操作细节		操作记录描述	操作项目	操作前后日志记录	
操作对象		操作说明	数据项	原值	修改后值
ADR报告患疾病者		反馈报告审核一键规整修改了既往药品不良行为应为恶心的信息	疾病分类名称	恶心	恶心
			洞悉MedDRA编码	（空）	10028813

图2-6　电子记录修改示意图

（四）复制与传输

复制是指纸质文件的复印以及电子数据的拷贝备份。复制过程中要确保数据的安全，按规定记录复制的批准、分发、控制方法，防止记录的丢失、损坏或篡改，并明确区分记录原件与复印件。复制件经核准、确认后与原件具有等同效益。

传输是指纸质记录和数据的流程运转、电子记录和数据的流程运转以及共享传输等。数据传输时应保证数据安全，防止泄露或破坏。

对于纸质记录，其流程运转主要涉及药物警戒部门与监管部门、上级部门和领导，以及其他相关部门之间的传递，其过程应防止丢失。

对于电子记录，其流程运转以电子传输情形较多，如药物警戒部门与销售部门或市场部门进行个例报告数据的传输，与质量部或医学部进行分析评价方面的数据传输，还有使用信息化系统时的流程运转传输。对于持有人与受托单位以及与生产经营企业和医疗机构之间的数据传输，也可以建立相应的管理协议，规定相关方的责任。其途径一般包括信息化系统、邮箱、云盘、即时通讯工具（QQ、微信等）、共享、拷贝、刻录等。传输时确保数据安全、不丢失。对于重要数据的传输，需要加以安全防护，必要时可采用加密方式（包括通道加密、内容加密、签名校验等）。

知识链接

药品上市许可转让

转让药品上市许可，是持有人将批准获得并持有的药品上市许可，通过一定的形式并经批准出让给符合药品上市许可持有人条件的受让者的过程，同时将药物警戒主体责任转移给受让者。GVP 第 115 条规定，持有人转让药品上市许可的，应当同时移交药物警戒的所有相关记录和数据，确保移交过程中记录和数据不被遗失。

药物警戒相关 SOP、个例安全报告、信号检测记录、风险沟通文件、电子文档的存档与检查频率、记录的风险管理流程等都需要转移交接。在转移过程中，可以准备移交清单，方便复核。受让方接收文件后，要确保自身的文件、记录和数据管理符合 GVP 规定。使用符合 GVP 规定的电子记录系统进行管理，可减少移交过程中文件损坏及遗失的概率。

（五）存储与归档

存储一般指非动态数据以任何数字格式进行物理存储的阶段，无形数据依托存储介质得以存在。通常情况下，数据存储的载体可采用纸质、电子或混合等一种或多种形式。

存储包括整个药物警戒活动涉及的所有原始数据、过程数据及最终数据。纸质、电子记录数据均应保存。纸质记录由专人、专柜妥善保管，贮存区域不经保管人允许不得随意开启，确保记录不被篡改或丢失。电子记录由信息化系统采集的数据以不易被篡改、丢失或修改的格式保存至存储器中，并复制和备份，以确保某一存储位置出现意外崩溃时，可以及时调用另一位置的数据；原始数据及备份数据管理设置权限，以全面可读格式进行访问，未经授权不得随意进行数据访问、修改和删除。根据相关法律及工作实际情况，可确定不同类型记录的保存年限，保存至药品注册证书注销后十年，并采取有效措施防止记录和数据在保存期间损毁、丢失。

归档是对药物警戒记录、数据及台账等定期由专人进行归档统一管理。归档的记录、数据及台账经部门负责人复核无误，交由指定保管人员用档案袋装好，存入档案专柜中存档。保管人员根据记录及台账存入的时间（比如记录应按药物警戒活动时间或编号顺序装订归档），分品种有序保存，并建立已归档记录的检索系统，方便查阅和追溯活动的过程数据。如需要查阅，需经相关部门负责人批准同意并按期归还。

（六）销毁

销毁是指通过对数据及数据的存储介质采取相应的操作手段，使数据彻底丢失且无法通过任何手段恢复的过程。通过数据销毁使得数据的生命周期得以终结。销毁的数据，必须销毁彻底，防止因销毁不彻底导致数据的泄露。

记录与数据的销毁包括两种情形。一是数据因客观上失去相应价值被销毁，如 GVP 规定对至少保存至药品注册证书注销后十年的药物警戒记录和数据可以予以销毁；二是因管理需要对拷贝数据、过程数据等相关数据主动予以销毁。

因数据及数据的存储介质不同，销毁方式也有一定差异。对于纸质数据可以采取碎纸、撕毁等方式进行；对于电子化数据可以采取格式化、删除、破坏存储介质等方式进行。

需要销毁时，由保管人员提出申请，列出处置清单，造册登记，经管理部门审查，主管领导审批后销毁，销毁处理时指定专人销毁、监销人监督，并由销毁人和监销人签字。

实训 5　记录与数据管理

【实训目的】

通过本次实训，掌握记录与数据管理基本要求，能对药物警戒活动记录与数据进行维护与管理。

【材料准备】

1. 全班分成 8 个组，6～7 人/组，人数少的班级 5～6 人/组。

2. 计算机。

3. 桌签 8 个。

4. A4 纸若干张。

5. 阅读材料：《药品记录与数据管理要求（试行）》、药品 GVP 指南《药物警戒体系与质量管理》《药品记录与数据管理要求（试行）》。

【任务背景】

纸质记录在某些场景下具有比数字记录更加实用易读的优点，能够不受设备限制，无需依赖电力和网络，在任何时间、任何地点起到记录和传递信息的作用，具备较高的可靠性和稳定性。纸质记录不易修改，能够更好地保证数据的原始性，但是在记录的过程中容易发生填写错误，需要对员工的操作进行规范要求。因此，完整的纸质记录操作规程对保证纸质记录的准确性非常重要。

文件名称	纸质记录操作规程文件		文件编号	
起草部门			文件类别	
起草人		日期	版本号	
审核人		日期	生效日期	
批准人		日期	页码数	共　页
分发部门				

1. 目的

　　为规范公司所有 GVP 活动中涉及的数据可靠性的管理，保障所有 GVP 数据真实、可靠。

2. 适用范围

　　适用于本公司对药物警戒纸质记录和电子数据的管理。

3. 职责

　　药物警戒部对本规程的实施负责。

4. 内容

4.1 记录的设计与创建

4.2 记录的审核与批准

4.3 记录的印制与发放

4.4 记录的记载职责

4.5 记录的任何更改

4.6 记录的使用与复制

4.7 记录销毁方式

【实施步骤】

步骤一　学习材料

《药品记录与数据管理要求（试行）》、药品 GVP 指南《药物警戒体系与质量管理》。

步骤二　任务内容分工

根据任务背景，参考学习资料中的要求，补充完善纸质记录操作规程文件中正文的内容。小组分工，负责不同部分编写。

步骤三　汇总整理

组长组织汇总和讨论，制定一份完善的、合理的纸质记录操作规程文件。

【操作要点和注意事项】

1. 每个小组要认真学习相关规范。

2. 文件内容要符合法规要求，可以适当增减项目内容。

3. 提交时注意排版完整、美观。

任务四　内部审核 微课4

在药物警戒体系运行过程中，内部审核起着至关重要的作用，其核心目的是全面评估药物警戒体系的运行状况，确保从药品研发、注册、生产到上市后管理的每一个环节都符合法律法规的要求，从而对药品全生命周期的每一阶段进行严格的把关。《药物警戒质量管理规范》第十一条规定：持有人应当定期开展内部审核（以下简称"内审"），审核各项制度、规程及其执行情况，评估药物警戒体系的适宜性、充分性、有效性。当药物警戒体系出现重大变化时，应当及时开展内审。

情境导入

情境描述：某药品上市许可持有人计划开展药物警戒内审，考虑到药品生产质量管理体系每年需要开展自检，因此决定与药品生产质量管理部门联合进行，由持有人药品生产质量管理人员组成内审小组，对药物警戒体系开展内部审核。

思考：由质量管理人员独立完成药物警戒内审是否合适？

通过内审，可以对法规符合性进行审核，确保持有人药物警戒体系符合国内外相关法规、指导原则和行业标准的要求，避免因违规行为导致的法律责任和声誉损失。同时，通过内审可以发现药物警戒体系运行中存在的不足和漏洞，无论是制度上的缺陷还是执行层面的不足，从而有针对性地纠正和改进，不断完善和优化药物警戒体系，提高体系的运行效能。更为重要的是，内审可以强化持有人的风险意识，通过独立、系统、全面的内审，可以发现潜在的药物安全风险，及时采取措施进行干预，降低不良事件的发生。

总之，每一次内审都是对药物警戒工作的一次深度体检，这种全面的审核和评估不仅提高了药物警戒工作的质量，还为降低药品安全风险及保护和促进公众健康提供了坚实的保障。

即学即练

GVP规定持有人应当定期开展内部审核，审核各项制度、规程及其执行情况，评估药物警戒体系的（　）。当药物警戒体系出现重大变化时，应当及时开展内审。

A. 适宜性　　　　B. 充分性　　　　C. 有效性　　　　D. 可控性

一、内部审核实施指导

药物警戒内审是对持有人药物警戒体系关键岗位、关键活动客观证据的审核及评价，持有人应当遵循独立性、系统性、全面性、客观性、规范性等原则，建立健全内审制度。

（一）内审依据

持有人开展内审，应遵循如下法律、法规及文件：《中华人民共和国药品管理法》《药品不良反应报告和监测管理办法》《药物警戒质量管理规范》《药物警戒检查指导原则》等，以及药品境外上市国家或地区的药品法律、法规，同时也包括持有人药物警戒程序文件。

1. 《中华人民共和国药品管理法》是药品管理的核心法律，规定了药品的研发、生产、流通、使用等各个环节的基本要求和标准，以确保药品的安全、有效和质量可控。

2. 《药品不良反应报告和监测管理办法》是药品不良反应监测的具体行政法规，要求药品持有人、医疗机构等各方及时报告药品不良反应，并进行监测和分析。通过这一管理办法，可以及时发现和控制药品风险，保障公众用药安全。

3. 《药物警戒质量管理规范》和《药物警戒检查指导原则》为药物警戒工作提供了详细的技术规范和检查标准，要求药品持有人建立完善的药物警戒体系，进行风险评估、信号检测、风险控制等活动，以确保药品安全。

4. 药品境外上市国家或地区的药品法律、法规也是重要的参考依据。由于药品的跨国销售和使用越来越普遍，了解和遵守上市所在国家或地区的法律、法规对于确保药品的合规性和安全性至关重要。

（二）内审范围

内审的范围应涵盖持有人药物警戒活动相关的机构、人员、制度、资源等要素。所有与药物警戒活动有关的部门，包括：药物警戒部、研发部、注册部、临床部、质量部、生产部、销售部、客服部等参与药物警戒活动的有关部门，均在被审核范围内，应确保各部门职责明确、协同高效。药物警戒专职人员是药物警戒活动的核心要素，审核内容涉及人员的资质、培训和能力等方面，同时也需要考虑其从事药物警戒工作的经验，包括对药品安全监管法规、指南的理解和运用方面，以及是否能够持续地获取新的知识和技能。制度与规程是药物警戒活动合规性和有效性的重要保障，对制度和规程的审核，应确保其符合法规和行业标准的要求，对其完整性、合理性和可操作性等方面进行审核。资源是药物警戒活动的基础保证，涉及设施、设备、技术、资金等方面。评估药物警戒体系中信息技术的应用情况，包括信息化系统的建设、数据管理和分析等方面。

（三）内审频率

GVP规范没有对药物警戒内审的频率做出明确的规定和要求，但持有人应基于风险管理的原则制定适宜的内审频率。推荐每年开展一次定期全面内审，以便及时发现潜在的问题并进行纠正、预防，定期全面内审可以确保药物警戒体系持续符合相关法规和指导原则的要求。此外，当药物警戒体系出现重大变化时，应当及时针对这些重大变化开展专项内审，确保这些变化不会对药物警戒工作产生不利影响，并且能够及时适应新的环境和要求。

药物警戒体系重大变化情形，包括但不限于以下方面。

1. 法规和政策变化 新法规或政策对药物警戒的要求发生变化，可能涉及药品安全监测、不良反应报告收集、风险评估和控制等方面。

2. 组织结构和关键人员调整 持有人内部的组织结构发生变化，例如药物警戒部门重组，可能影响药物警戒体系的有效运行。关键药物警戒人员变动，如离职、转岗或培训不足，可能会影响药物警戒工作的质量和连续性。

3. 产品范围发生重大变化 如从仿制药转向创新药研发，药物警戒体系需要适应新的研发模式和安全性要求。或者产品从国内市场拓展到海外市场，需要符合不同国家和地区的法规要求。为了应对上述变化，持有人需要对药物警戒体系的组织结构、流程和技术平台等进行调整。

4. 设备与资源发生重大变化　涉及药物警戒信息化系统的变化或信息技术支持部门的变动,若信息化系统发生故障或遭受恶意攻击,或新的信息技术支持部门不足以应对药物警戒信息化系统的需求,会对药物警戒体系产生重要影响。

5. 持有人的性质变化　当持有人经历重组、合并或上市许可证转让等情况时,药物警戒体系的组织结构、管理方式和资源分配将随之发生变化,需要对药物警戒体系进行相应的调整和优化。

6. 第三方合作关系发生重大变化　若第三方合作涉及药物警戒体系运行的关键活动,当合作关系发生重大变化,如合作方更替、合作范围调整或合作方式变化等,会对药物警戒体系的稳定性和有效性产生影响。

除以上可能导致药物警戒体系发生重大变化的情况,其他任何可能对药物警戒体系产生重大影响的因素都应当及时开展内审,以确保药物警戒体系持续的适宜性、充分性和有效性。

知识链接

被审核方内审前的准备工作

作为被审核方,为确保内审顺利进行和取得预期效果,应做好如下准备工作。

1. 明确内审目的与标准:与内审小组进行沟通,明确内审目的、标准,从而有针对性地准备相关资料和证据,以满足内审小组的要求。

2. 内部制度自查与完善:对照法规要求,开展内部制度自查,评估其合规性、可操作性和有效性。对于不符合要求或存在缺陷的制度,应进行修订和完善。

3. 人员培训与宣传:通过培训和宣传活动,提高人员对内审重要性的认识,促进相关人员掌握迎检的技巧,提升其专业素养和应对能力。

4. 内审场所准备:提供内审所需的会议室、资料及设备等支持,协助安排现场检查,确保检查工作顺利进行。

二、内部审核流程

持有人应以文件的形式对内审流程进行规定,内审流程应包括确定内审计划、组建内审小组、制定内审方案、实施审核检查、汇总审核结果、撰写内审报告及落实整改措施等步骤,内审实施流程如图 2 – 7 所示。

(一) 内审计划

内审可以是专门针对药物警戒体系单独开展审核,也可以是联合持有人内部其他质量体系(如GMP、GCP、GSP 等)开展联合审核,集团内各持有人之间以及总部和各持有人之间也可以相互开展内审。持有人应根据具体情况确定不同级别的内审活动,制定相应的内审计划。定期全面内审应在上一年度末或下一年度初制定,若药物警戒体系出现重大变化,应追加专项内审计划,内审计划应经持有人药物警戒负责人审核。持有人内审计划表包含的内容及格式设计可参考下表(表 2 – 7),建议包括以下内容。

1. 内审目标　持有人开展此次药物警戒体系内审的总体目标,如确保持有人体系建设的合规性、风险管理的适宜性。

2. 时间和方法　计划开展内审的时间及审核方法,如现场审核/远程审核/仅审核药物警戒文件的书面检查。

3. 内审范围　药物警戒体系全面内审(常见),或针对特定的风险因素或某一重大变更开展专项内审。

4. 内审标准 确定审核项目应遵行的审核标准和依据，体现对审核标准的依从性。

5. 内审成员 综合考虑以上内审目标、范围等因素，确定相应的内审小组成员，应确保内审人员的独立性、专业性。

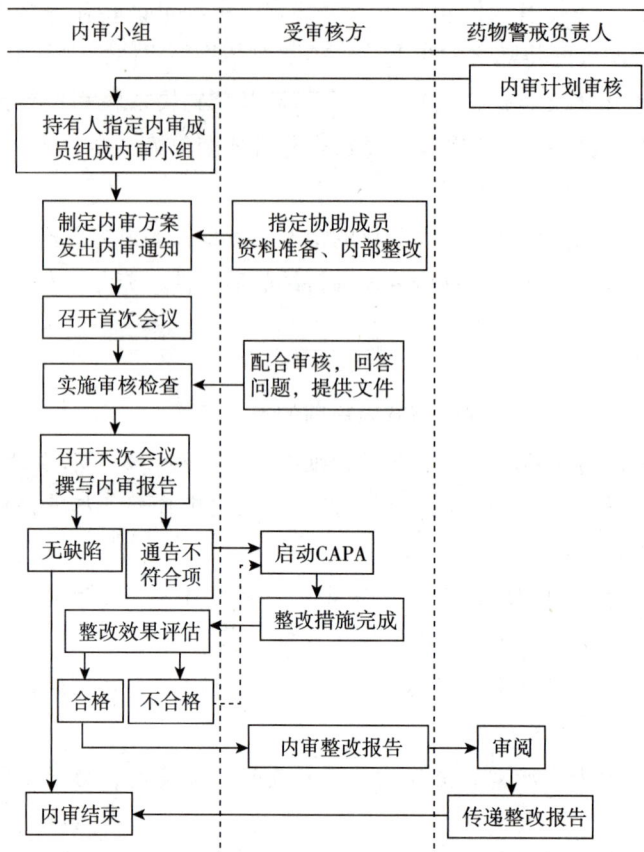

图 2-7　药物警戒内部审核流程图

表 2-7　药物警戒内审计划表

药物警戒内审计划表					
内审目标	预期内审时间	内审方法	内审范围	内审标准	内审成员

受审核方：

内审计划发起人/日期：

（二）内审小组

根据《药物警戒质量管理规范》规定：内审工作可由持有人指定人员独立、系统、全面地进行，也可由外部人员或专家进行。

无论是单独开展药物警戒体系内审，还是与其他质量体系联合开展内审，均需根据内审目的和范围确定相应的内审小组成员。如需邀请特殊领域的专家（如医学专家、临床试验专家、毒理学专家或药物警戒专家）参与内审，建议通过书面协议明确双方的权利和义务，并对相关人员的资质进行书面确认。

内审小组成员的一般要求如下：

1. 专业性 具有药学相关专业背景，接受过药物警戒专业知识培训，了解药品管理的法律法规，尤其是了解最新的药物警戒相关法规和指南，能够全面、深入理解和掌握药物警戒体系的要求和标准。

2. 独立性　为确保内审的客观性和公正性，内审小组成员由不承担药物警戒具体工作的独立人员担任，即与被审核部门无直接利益关系，能够独立、客观地开展工作。

3. 多样性　内审小组成员的组成应当具有多样性，包括来自药物警戒部质量保证/合规人员、其他药物警戒活动相关部门人员，以及可能涉及特殊领域的专家。这种多样性有助于全面、客观地评估药物警戒体系的各个方面。

4. 经验与能力　具备丰富的药品使用、管理、评价等实践经验，能够准确识别和判断药物警戒体系中存在的问题和不足，并提出有效的改进建议。同时，具备良好的沟通协调能力和团队合作精神，能够与其他部门和外部专家进行有效地沟通和合作。

（三）内审方案

内审方案是在内审计划的基础上，进一步明确化、具体化的文件，内容应当包括内审的目标、时间、范围、方法、标准、审核人员、审核记录和报告要求等。

在制定内审方案时，应当有针对性地考虑药物警戒的关键活动、关键岗位以及既往审核结果等因素，保证内审方案的有效性、针对性和全面性。同时，内审方案应当得到药物警戒负责人或药品安全委员会的批准和认可，以确保获得持有人资源支持和被审核方的配合。内审方案应包括如下内容：

1. 内审目标　内审方案中进一步明确内审的具体目标，将内审计划中的总体目标分解为具体的、可操作的目标，确保审核人员能够清晰理解内审的目的和要求。

2. 内审时间和资源分配　包括审核时间、人员配置等，确保内审工作的顺利进行。

3. 内审范围　详细界定内审的范围，包括被审核对象的特定业务、部门、项目等，以及审核所涵盖的时间段和审核内容的具体要求，帮助审核人员明确内审工作的边界和重点。

4. 内审方法　内审方案中详细描述审核过程将采用的具体方法和步骤，如文件和记录审核、关键环节审核、基于风险的审核等，上述方法可以相互补充和配合，以确保药物警戒内部审核的全面性和有效性。

5. 依据和标准　明确内审的依据和标准。通常包括相关的法律法规、行业标准以及持有人内部的管理制度等。确保审核标准明确且符合法规要求，以便进行合规性评估。

6. 审核人员　明确审核人员的姓名、部门、职务、资质及职责分工，确保审核工作的专业性和高效性。

7. 审核记录　审核记录必须详细、完整，并能够清晰地反映审核的过程和结果。记录应包括日期、人员、检查项目、发现的缺陷等。审核检查清单的设计可以参考《药物警戒检查指导原则》附件中的检查项目，结合持有人的制度、规程文件进行设计，见表2-8。

表2-8　药物警戒内审检查清单

药物警戒内审检查清单			
内审日期		检查人员	
上次内审检查情况及整改情况			
项目	检查项目	检查方法和内容	检查结果
检查人员签字/日期：			

8. 审核报告　审核报告应全面反映审核的过程和结果，包括审核的目的、范围、方法、审核人员等。同时，报告内容应准确反映内审发现的缺陷和隐患，并提出可行的改进建议和措施。报告应在内审结束后尽快完成，并及时提交给被审核方。

（四）内审实施

1. 首次会议　首次会议是药物警戒内审流程中的一个重要环节，主要目的是向参与内审的所有人员介绍内审的目的、范围、方法和时间安排，明确各自的职责和任务，确保内审工作的顺利进行。

（1）参会人员　内审小组成员：负责执行审核任务的团队成员，确保内审小组成员明确各自的任务和职责。

被审核方人员：通常是药物警戒体系的主要负责人和相关工作人员，负责介绍药物警戒体系的建设情况和关键活动的执行情况，并接受审核团队的提问和审核。

（2）会议内容　内审小组组长介绍本次内审的目的、范围、计划和审核组成员的分工及资质，以确保被审核方对审核工作有清晰的认识和准备。

被审核方介绍药物警戒体系的建设情况，包括组织架构、人员配备、培训情况、制度建设等，并重点介绍关键活动的开展情况，如疑似药品不良反应的收集、报告、评估和处理等。

（3）会议记录和相关资料　详细记录会议内容、参会人员、讨论事项等，以便后续跟踪和查证。首次会议形成的会议资料，包括但不限于参会人员签到表、会议纪要、会议照片等。

2. 审核实施过程　在这一阶段，审核人员需要全面、深入、细致评估药物警戒体系和关键活动的执行情况。审核实施过程的要求及步骤如下。

（1）审核方法

①访谈：与被审核方的相关人员进行访谈交流，了解被审核人员对药物警戒体系和关键活动的理解、执行情况和存在的问题。

②现场参观和检查：现场查看药物警戒体系的运行环境和关键活动操作，观察实际操作是否符合规定要求。

③具体操作演示：要求被审核方演示关键活动的具体操作过程，以便审核人员了解其执行情况和可能存在的问题。

④记录和文件核查：查阅和核查各种与药物警戒体系和关键活动相关的记录和文件，确保其真实性、完整性和合规性。

（2）问题发现和求证　当发现问题时，审核人员需向被审核方求证，确保问题的真实性和准确性。被审核方应配合审核人员的工作，提供所需的记录和文件，并对问题进行合理的解释和说明。

（3）记录要求及缺陷汇总　审核实施过程应详细记录，包括访谈内容、现场观察情况、具体操作演示、记录和文件检查结果等。记录应包含所有必要的信息，以便后续分析和汇总。

在审核结束后，审核人员汇总本次检查所发现的缺陷项，包括缺陷的性质、严重程度等。将汇总的缺陷项以书面形式报告给被审核方和管理层，以便其了解审核结果和需要采取的措施。

缺陷风险等级的判断可参考以下标准：

①严重缺陷：在药物警戒系统、工作或程序中，给公众的权利、安全或健康产生不利影响、对公众安全具有潜在风险或严重违反相关法规和指南的缺陷。

②主要缺陷：在药物警戒系统、工作或程序中，可能给公众的权利、安全或健康产生不利影响、可能对公众安全具有潜在风险或严重违反相关法规和指南的缺陷。

③一般缺陷：在药物警戒系统、工作或程序中，预计不会影响公众的权利、安全或健康的缺陷。

3. 末次会议　审核实施后，内审小组召开末次会议，参会人员与首次会议相同。末次会议的主要目的是总结审核情况，与被审核方沟通缺陷项，并提出纠正和预防措施的建议。

（1）审核情况总结 内审小组总结整个审核过程的情况，包括审核范围、方法、发现的问题等。

（2）缺陷项沟通和确认 针对审核过程中发现的缺陷项，内审小组与被审核方进行沟通，确保双方对缺陷项的性质、严重程度有清晰的认识。

（3）纠正和预防措施建议 内审小组根据缺陷项的情况，提出具体的纠正和预防措施建议。建议应具有针对性和可操作性，旨在帮助被审核方改进药物警戒体系和关键活动。

（4）后续流程说明 内审小组向被审核方说明后续的正式审核报告和缺陷项整改澄清的流程、时限等，确保被审核方清楚知道如何接收审核报告、何时完成纠正和预防措施、提交整改报告的期限。

（五）内审报告及整改

审核实施过程结束后，内审小组应在规定的时间内出具书面"药物警戒内审报告"，发送给被审核方主要负责人。报告应阐明所发现的问题、问题判定的依据、缺陷等级等，如需，审核小组组长应将影响重大、需要采取紧急纠正措施的关键问题及时反馈至管理层和药物警戒负责人。

针对审核过程中发现的缺陷，被审核方应当进行根本原因分析和影响分析。针对缺陷产生的根本原因，提出已采取或预期采取的纠正措施，对有可能再次发生的缺陷提出明确、有效的预防措施，并对纠正和预防措施进行跟踪和评估。

整改完成后被审核方应形成整改报告，至少包括缺陷描述、缺陷调查分析、风险评估、风险控制、整改审核、整改效果评价等内容，针对缺陷成因及风险评估情况，逐项描述风险控制措施及实施结果。

（六）内审关闭

内审小组对被审核方提交的整改报告、证据进行审核，确认缺陷项已完成整改并达到预期效果后，可关闭内审。

三、内部审核资料管理

持有人开展内审时产生的各种原始资料，包括但不限于电子文档、记录、报告和照片等，是内审工作的直接产物，也是内审工作有效进行的重要证据和信息来源。内审资料详细记录了药物警戒体系的运行情况，是体系持续改进的基础。对内审资料的管理，应遵循以下原则。

1. 资料收集与整理 持有人药物警戒部门需要收集内审过程中产生的各种审核资料，如内审计划、内审方案、内审记录、内审报告、内审整改报告、首次和末次会议签到表及会议纪要、照片等。资料应当按照一定的顺序和类别进行整理，以便于后续查阅和使用。

2. 资料保存与保密 内审资料的管理应符合档案长期、安全、合规管理的要求。需要制定完善的档案管理制度，明确档案的分类、归档、保存和销毁流程。内审资料涉及持有人的内部管理和运营情况，因此需要严格保密。只有经过授权的人员才能够访问和使用这些资料。

3. 资料利用与反馈 内审资料的利用和反馈也是内部审核资料管理的重要环节。应确保这些资料的可获取性，资料应当清晰、准确、完整，易于查阅和理解，并且应具有可追溯性，能够清晰地反映内审工作的全过程和各环节。通过对内审资料的分析和总结，可以发现持有人存在的问题和不足，为改进持有人管理提供依据。同时，审核结果也可以作为持有人管理层决策的重要参考。

总之，内部审核资料的管理需要建立完善的制度和流程，确保资料的完整性、准确性和可追溯性。同时，也需要注重资料的保密和利用，以提高内部审核工作的有效性和价值。

实践实训

实训 6　药物警戒内审实施

【实训目的】

通过本次实训，掌握药物警戒内部审核实施过程，熟悉持有人开展内审时应注意的事项。

【材料准备】

1. 全班分成 8 个组，6~7 人/组，人数少的班级 5~6 人/组。

2. 计算机。

3. 桌签 8 个。

4. A4 纸若干张。

5. 阅读材料：《药物警戒质量管理规范》《药物警戒检查指导原则》。

【任务背景】

某制药公司近两年发展规模扩大，生产品种较多，药物警戒工作量加大，部门人员也随之增加，人员流动较大。现该公司拟组织开展药物警戒定期内审工作，内审主题之一是审核药物警戒部人员资质是否符合要求。

【实施步骤】

步骤一　学习材料

学习《药物警戒质量管理规范》第二章第二节，关于内部审核的要求；学习《药物警戒检查指导原则》，了解药物警戒检查相关的检查项目。

步骤二　完成药物警戒内审前准备工作

根据任务背景，按照 GVP 规范要求，制定关于人员审核的药物警戒内审初步计划。

步骤三　内审实施模拟

根据内审实施流程，小组分工模拟召开首次会议。

步骤四　拓展思考

对药物警戒部人员审核时，被审核人应当准备哪些资料？

【操作要点和注意事项】

1. 每个小组要认真学习《药物警戒质量管理规范》《药物警戒检查指导原则》。

2. 了解持有人在什么情况下需要开展内审。

3. 制定审核检查清单。

目标检测

答案解析

一、A 型题（以下每道题下面有五个备选答案，请从中选择一个最佳答案）

1. 持有人应当制定药物警戒质量目标，建立（　　），对药物警戒体系及活动进行质量管理，不断提升药物警戒体系运行效能，确保药物警戒活动持续符合相关法律法规要求。

    A. 质量控制系统　　　　　　B. 质量保证系统　　　　　　C. 质量管理体系

    D. 药物警戒体系　　　　　　E. 质量方针

2. 根据规定，以下药物警戒文件中可与其他质量体系（如GMP）共用的是（　　）。

　　A. 药品安全委员会工作制度　　　　　B. 培训管理制度

　　C. 风险管理制度　　　　　　　　　　D. 委托管理制度

　　E. 疑似药品不良反应信息的监测与收集标准操作规程

3. 以下关于药物警戒设备与资源的说法，错误的是（　　）。

　　A. 应当配备满足药物警戒活动所需的设备与资源

　　B. 设备与资源包括办公区域和设施、安全稳定的网络环境等

　　C. 信息化系统需要进行安全管理

　　D. 设备与资源不需进行管理和维护

　　E. 应当为纸质和电子资料的存储分配空间和设备

4. 药物警戒记录和数据至少保存至药品注册证书注销后（　　），并应当采取有效措施防止记录和数据在保存期间损毁、丢失。

　　A. 一年　　　　　　　　B. 二年　　　　　　　　C. 五年

　　D. 十年　　　　　　　　E. 十五年

5. 以下关于内审说法，错误的是（　　）。

　　A. 内审可以由外部人员或专家进行　　　　B. 内审前应制订审核方案

　　C. 内审应当有记录　　　　　　　　　　　D. 内审可以由持有人任意人员进行

　　E. 对缺陷项制定纠正预防措施

二、X型题（以下每道题下面有五个备选答案，请从中选择所有正确的答案）

1. 药物警戒体系包括与药物警戒活动相关的（　　）等要素，并应与持有人的类型、规模、持有品种的数量及安全性特征等相适应。

　　A. 机构　　　　　　　　B. 人员　　　　　　　　C. 制度

　　D. 资源　　　　　　　　E. 设备

2. 记录和数据销毁应有登记，由保管人员提出申请，列出处置清单，经管理部门审查，主管领导审批后销毁，销毁处理时由（　　）签字。

　　A. 持有人　　　　　　　B. 保管人　　　　　　　C. 销毁人

　　D. 监销人　　　　　　　E. 记录人

3. 药物警戒内审小组可以由（　　）组成。

　　A. GMP质量保证人员　　B. 药物警戒负责人　　　C. 其他相关部门负责人

　　D. 相关领域的专家　　　E. 药物警戒专职人员

三、问答题

1. 药物警戒体系主文件应包含哪些方面的内容？

2. 持有人需要开展药物警戒内审的情况包括哪些？

书网融合……

重点小结　　　微课1　　　微课2　　　微课3　　　微课4　　　习题

项目三　信息收集与处理

PPT

学习目标

1. 掌握临床试验过程中严重不良事件的六种情况、报告时限、报告流程；可疑且非预期严重不良反应的定义、判定、报告时限。

2. 熟悉严重不良事件的收集、记录与描述；可疑且非预期严重不良反应报告流程。

3. 了解严重不良事件的因果关系判断；可疑且非预期严重不良反应报告信息收集内容。

学习引导

与注册相关的药物临床试验期间，申办者应当建立药物警戒体系，全面收集安全性信息并开展风险监测、识别、评估和控制，及时发现存在的安全性问题，主动采取必要的风险控制措施，并评估风险控制措施的有效性，确保风险最小化，切实保护好受试者安全。药物临床试验过程中对药物安全性进行评价，是全面、客观评价一个试验药物不可或缺的内容。结合《药物临床试验质量管理规范》（GCP）等要求，对研究各方在安全性信息收集、评价、递交与分发方面的权责进行了更为详细的规定，体现了中国临床试验监管与时俱进，与国际全面接轨的决心和行动力。

本项目主要介绍临床试验期间药物警戒体系中安全性信息收集及处理、可疑且非预期严重不良反应收集及处理。

临床试验期间的药物警戒是药物研发的一个重要环节，旨在确保药物的安全性并预防可能的不良事件。在临床试验期间，药物警戒特指对试验药物的安全性进行监测、识别、评估与控制，以确保受试者（即参与临床试验的志愿者或患者）的安全和权益得到保障。临床试验期间药物警戒作用主要体现在以下方面。

1. 安全性监测　有利于获准开展药物临床试验的药品注册申请人（以下简称"申办者"）、临床试验机构和国家药品审评机构之间建立良好的沟通机制，监测试验药物可能产生的不良反应或任何与药物相关的安全性问题。

2. 早期风险识别　通过分析安全性监测数据，可以尽早识别与试验药物相关的潜在风险。这有助于在试验过程中及时采取风险控制措施，减少受试者受到不必要的伤害，避免风险扩大化，确保试验的顺利进行。

3. 潜在风险评估　通过对试验药物的安全性数据进行收集、分析和评估，研究人员可以了解药物的潜在风险和局限性，及时发现潜在的安全性问题，为申办者、临床试验机构和国家药品审评机构提供决策依据。

4. 风险控制　针对发现的安全性问题，采取必要的风险控制措施，如是否继续试验、修改试验方案、限制药物使用或采取其他措施，以降低受试者和其他人群的风险。

临床试验期间的药物警戒对确保药物安全性和受试者权益起着至关重要的作用，开展临床试验期间的药物警戒活动包括以下内容。

1. 建立药物警戒体系 申办者应建立药物警戒体系，全面收集安全性信息并开展风险监测、识别、评估和控制。

2. 快速报告 申办者应在规定时限内及时向国家药品审评机构提交可疑且非预期严重不良反应个例报告。对于致死或危及生命的可疑且非预期严重不良反应，申办者应在首次获知后尽快报告，但不得超过 7 日，并在首次报告后的 8 日内提交信息尽可能完善的随访报告。

3. 监测和评估 申办者在临床试验期间，对于收集到的安全性信息需要进行深入的分析和细致的评估，以精准地识别出潜在的安全风险。进行个例评估时，申办者需要全面考虑多种因素，包括但不限于参与试验的患者群体的特性、研究药物的适应证范围、疾病的自然进程和演变规律、当前可用的其他治疗方法，以及这些治疗方法与试验药物相比在获益与风险之间的权衡。此外，申办者还需定期对安全性数据进行汇总分析，旨在通过综合评估多个个例和整体数据来更全面地了解试验药物的安全性状况。

4. 风险沟通 根据临床试验的进展和安全性数据的分析结果，与临床试验机构和国家药品审评机构保持密切沟通，及时报告任何可能的药物安全性问题，并遵循监管机构的指导和建议进行风险控制。

5. 干预措施 当临床试验经过审慎的评估后，若认为存在一定程度的安全风险，应当积极采取一系列风险控制措施。如果评估结果显示临床试验存在较大或重大且不可接受的安全风险，申办者应当主动采取暂停或终止临床试验的决策，以避免可能造成进一步的损害。同时，申办者需要按照相关规定和要求，及时在药物临床试验登记与信息公示平台上进行更新和公示，以便医疗专业人员、受试者、监管机构以及公众能够及时了解临床试验的最新动态和安全信息。

总之，临床试验期间的药物警戒对保障受试者安全、推动药物研发和创新以及建立公众信任等方面都具有重要意义。通过建立完善的药物警戒体系、及时提交报告、持续监测和评估、风险沟通以及必要的干预和监管等措施，可以及时发现并控制药物相关风险，保障受试者的安全和权益。

任务一　严重不良事件收集及处理 微课1

在临床试验期间，药物警戒的责任主体为申办者。当申办者因工作需要委托受托方进行药物警戒活动时，相关的法律责任依然由申办者承担。申办者和受托方应严格遵守《药物临床试验质量管理规范》（GCP 规范）和相关的法律法规，确保药物临床试验的合规性和有效性。同时，申办者还应加强与国家药品监督管理局药品审评中心（CDE）的沟通与合作，确保临床试验期间的药物警戒工作得到正确的指导和支持，及时发现并处理潜在的安全风险。

在药物临床试验过程中，申办者应当制订临床试验安全信息监测与严重不良事件报告操作规程，指定具备专业知识和经验的专职人员，负责临床试验期间的安全信息监测和严重不良事件报告管理。药物警戒专职人员需根据药物临床试验方案及相关规程的具体要求，收集严重不良事件、特殊关注事件以及其他必须收集的安全性信息，并进行评估以决定是否需要报告。对于严重不良事件的评估，除了考虑其与研究药物的相关性外，还需评估其与治疗措施或研究程序的关系。同时，申办者应参考研究者手册中的规定，判断严重不良事件是否为"预期的严重不良事件"。

在收集与报告严重不良事件的过程中，申办者应确保遵循相关的法规、伦理要求和 ICH 指南等。同时，申办者还应与研究者、伦理委员会等建立良好的沟通机制，确保信息的及时、准确传递。

情境导入

情境描述：某患者在参加一项Ⅲ期临床研究的过程中，因慢性胃炎、腹泻导致住院治疗。其进行无痛胃镜发现胃体小息肉，诊断为胃息肉。判断为严重不良事件，研究者按照GCP要求将严重不良事件上报。申办者对严重不良事件进行分析判断。

思考：1. 如何判断为严重不良事件？

2. 若出现严重不良事件应该如何处理？

一、严重不良事件的判断

严重不良事件（serious adverse event，SAE）是指受试者接受试验用药品后出现死亡、危及生命、永久或者严重的残疾或者功能丧失、受试者需要住院治疗或者延长住院时间，以及先天性异常或者出生缺陷等不良医学事件，具体如下。

（1）导致死亡。

（2）危及生命：指在发生不良事件时受试者已经处于死亡的危险中，并不是指假设该不良事件如果更严重可能导致死亡。

（3）永久或者严重的残疾或者功能丧失：不良事件结果可能对受试者正常生活和活动造成严重不便或干扰。

（4）需要住院治疗或延长住院时间：不良事件导致受试者不得不住院接受治疗或本来已经准备出院但由于发生了不良事件而导致住院时间延长；需明确导致该状况的原因是由于不良事件所致，而非因择期手术、非医疗原因等导致入院。

（5）先天性异常或者出生缺陷：受试者的后代出现畸形或先天的功能缺陷等。

（6）其他重要的医学事件：必须运用医学和科学的判断决定是否对其他的情况加速报告，如重要医学事件可能不会立即危及生命、死亡或住院，但如需要采取医学措施来预防如上情形之一的发生，也通常被视为是严重的。例如在急诊室的重要治疗或在家发生的过敏性支气管痉挛，未住院的恶液质或惊厥，产生药物依赖或成瘾等。

当不能明确判断是否为严重不良事件时，建议研究者（实施临床试验并对临床试验质量及受试者权益和安全负责的试验现场的负责人）与申办者进行商讨。

即学即练

下面不属于严重不良事件的是（　　）

A. 死亡或危及生命　　　　　　　B. 导致持续性的或明显的残疾或功能不全

C. 不影响正常生活　　　　　　　D. 导致住院治疗或延长住院时间

二、严重不良事件的信息收集

在临床试验中，严重不良事件的收集主要由研究者负责。研究者需要按照临床试验方案的要求，在试验过程中观察受试者的情况，一旦发现严重不良事件，应立即对受试者采取适当的治疗措施，并在获知严重不良事件后24小时内，向申办者、伦理委员会报告。申办者在收到研究者的临床试验严重不良事件报告表后，应与研究者进行联系，核实报告中的信息是否准确、完整。如果需要，申办者可能会要求研究者提供更多关于严重不良事件的详细信息。

临床试验严重不良事件收集信息包括不良事件名称、事件发生时间和结束时间、受试者情况、严重不良事件详细描述，以及事件严重性、严重程度、药物 - 事件组合的相关性分析等。

（一）不良事件名称

确保不良事件的名称使用医学术语，并优先使用医学诊断。不良事件命名规则建议如下。

1. 使用医学术语　不良事件的名称必须使用标准的医学术语，以确保信息的准确性和一致性。这有助于医疗专业人士理解事件的性质和影响。

2. 优先使用医学诊断　当不良事件的表现可以明确归属于一种疾病或损害时，应优先使用该疾病的医学诊断作为不良事件的名称。例如，如果受试者出现高血压症状，并且经过诊断确诊为高血压，那么应将不良事件记录为"高血压"。

3. 症状/体征的记录　如果不良事件的表现无法明确诊断为某种疾病或损害，应使用具体的症状或体征作为不良事件的名称。例如，如果受试者出现胸痛但原因不明，那么应将不良事件记录为"胸痛"。

4. 多个症状/体征的处理　当受试者同时出现多个症状或体征时，每个症状或体征都应作为一个独立的不良事件进行记录。例如，受试者同时出现皮疹和瘙痒，那么应分别记录为两个不良事件："皮疹"和"瘙痒"，而不是合并为一个不良事件"皮疹瘙痒"。

5. 住院、手术、死亡等术语的处理　住院、手术、死亡等术语本身并不直接构成不良事件，而是这些事件背后的原因才是申办者需要关注的不良事件。如果暂时无法确定导致这些状况的原因，可以先将已知的信息（如住院、死亡）作为不良事件的名称，并在后续的随访中更新细化。

6. 记录更新　随着试验的进行和受试者状况的变化，如果后期对不良事件的原因有了明确的诊断或更详细的了解，应及时对之前的记录进行更新。例如，最初将不良事件记录为"胸痛"，后来经过诊断确诊为"心肌梗死"，那么应将记录更新为"心肌梗死"。

通过遵循上述规则，可以确保不良事件的记录准确、规范，有助于医疗专业人员对不良事件进行正确的评估和处理，同时也有助于保障受试者的权益和安全。

（二）不良事件时间界定

1. 不良事件的开始时间　不良事件的开始时间存在不同的界定方式，主要取决于试验方案的具体要求和申办者的判断标准。以下是一些常见的时间界定方法。

（1）出现症状的时间　从安全性评价的保守原则出发，很多研究选择以"出现症状的时间"作为不良事件的开始时间。该界定方法较为常见，不易遗漏安全性信息，有助于更全面地捕捉和记录可能的安全隐患。

（2）疾病诊断时间　以"疾病诊断时间"为准的情况较少见，但在某些特定情况下，如当症状出现与疾病诊断之间存在明显的时间差时，也可能会选择这种方式。

（3）非严重不良事件进展为严重不良事件　对于由非严重不良事件进展为严重不良事件的情况，有的研究可能会选择以非严重不良事件的发生时间作为严重不良事件的开始时间，而有的研究则可能会选择以非不良事件升级为严重不良事件的日期作为开始时间。

在确定不良事件的开始时间时，应确保在试验方案中明确记录判断标准，并在 SAE 报告填写过程中严格遵循。

2. 不良事件的结束时间　不良事件结束时间需要根据具体情况来确定，包括痊愈、状态稳定并不能恢复得更好、得到合理解释、受试者失访等情况，结束时间确定的相关标准如下。

（1）痊愈　当受试者因不良事件所受的损害或影响完全消失，且无需进一步医学干预时，该不良事件被视为痊愈。

（2）状态稳定且不能恢复得更好　在某些情况下，尽管采取了治疗措施，但不良事件可能仍然存在，但其状态不再恶化且没有进一步恢复的可能。这种情况下，可以认为不良事件已处于稳定状态，且其结束时间即为此刻。

（3）得到合理解释　当不良事件的原因得到明确解释，且该解释与受试者的健康状况、试验药物或研究程序无直接关联时，可以认为不良事件已得到合理解释，其结束时间可以定为解释确认的时间。

（4）受试者失访　在临床试验中，如果受试者因各种原因（如搬家、失去联系等）无法继续参与研究，且无法确定其不良事件是否已痊愈或稳定，则该不良事件的结束时间应为最后一次与受试者联系并记录其不良事件状态的时间。

（5）受试者死亡　如果受试者死亡原因与某个或某些不良事件直接相关，则该不良事件的结束时间应为受试者的死亡时间；如果受试者死亡时，某个非导致"死亡"直接原因的不良事件仍然持续，则该不良事件的结束时间应空缺，并在记录中注明"持续"状态。

不良事件结束时间应尽可能精确到"年月日"，甚至小时、分钟，以确保数据的准确性和可靠性。如果由于信息收集不全或其他原因无法精确到年月日，也应至少具体到年月，以减少数据误差。

（三）不良事件随访

临床试验过程中开展随访，可以持续收集关于不良事件的详细信息，包括发生时间、持续时间、严重程度、处理措施等。这些信息对于评估试验药物或治疗方法的疗效和安全性至关重要，有助于确保试验数据的完整性和准确性。针对不良事件随访建议遵循以下原则。

1. 依据不良事件的严重性确定随访频次　对于严重的不良事件，如可能危及生命或导致受试者健康状况显著下降的事件，应增加随访频次，以便及时观察和处理。轻微或中等程度的不良事件，可以根据诊疗常规和试验方案的要求，设定合适的随访频次。

2. 对于未结束/痊愈的不良事件的处理　如果在随访时发现某个不良事件尚未结束或痊愈，应在下次随访时再次询问受试者，了解其最新状况，并进行记录。

3. 合并用药的收集与记录　在临床试验中，受试者可能会因为各种原因而使用其他药物。这些合并用药可能会对不良事件产生影响，因此需要记录合并用药的种类、剂量、使用时间等信息，有助于分析不良事件的原因，并采取相应的处理措施。

4. 收集当地医院的处理记录和用药信息　如果受试者在当地医院进行了不良事件的诊治，应尽量收集并保存这些医院的处理记录和用药信息，对于分析不良事件的原因、评估受试者的健康状况以及制定后续处理措施具有重要的参考价值。

5. 遵循所在研究机构的相关 SOP 规定　不同的研究机构有不同的标准操作程序（SOP）规定，用于指导不良事件的随访和记录。研究人员应熟悉并遵循所在机构的相关 SOP 规定，确保不良事件的处理符合伦理、安全和法规要求。

（四）不良事件的结果

根据 2019 年 11 月 22 日国家药品监督管理局正式发布的《个例安全性报告 E2B（R3）区域实施指南》，不良事件的结果/转归状态被明确划分为以下 6 种情况。

1. 痊愈　表示不良事件已经完全消失，受试者的健康状况恢复到不良事件发生前的水平，且无需进一步治疗或干预。

2. 好转/缓解　不良事件的症状或体征有所改善，但尚未完全消失。这可能意味着受试者需要继续治疗或观察，但总体情况正在向好的方向发展。

3. 未好转/未缓解/持续　不良事件的症状或体征没有明显改善，也没有进一步恶化，但一直存在。这可能需要进一步的医疗干预或持续观察。

4. 痊愈伴后遗症　不良事件已经消失，但受试者留下了一些永久性的损害或功能障碍。这些后遗症可能会影响受试者的生活质量，但通常不会危及生命。

5. 致死　不良事件直接导致受试者的死亡。在这种情况下，需要特别关注不良事件的性质、发生时间、治疗过程等详细信息，以便进行深入地评估和分析。

6. 未知　由于信息不完整或无法获取，无法确定不良事件的具体结果/转归状态。这可能是因为受试者失访、记录缺失或其他原因导致的。

通过明确这些状态，药物安全性监测机构可以更准确地评估药物的不良事件情况，为药物研发和临床应用提供有价值的参考信息。

（五）合并用药

临床试验期间的合并用药，是指在不良事件发生前或发生时，与怀疑药物同时使用的其他药物。这些合并用药可能包括治疗基础疾病或临床常规诊疗所需的辅助治疗药物。

合并用药可能会影响试验药物的疗效和安全性评估，因合并用药与研究药物之间可能存在相互作用。例如，合并用药与研究药物都可以与同一种血浆蛋白结合，如果合并用药的结合力更高，就可能导致研究药物与蛋白结合变少，游离型增多，药理活性发生改变。此外，合并用药还可能影响药物的代谢和排泄，进而影响药物的疗效和安全性。

因此，在临床试验期间，研究者需要特别关注受试者的合并用药情况，确保这些合并用药不会干扰试验结果的准确性。同时，研究者也需要向受试者充分说明合并用药可能带来的风险，并在试验方案中明确规定合并用药的记录和报告要求。

为了准确记录合并用药情况，研究者需要记录药品名称、起止时间、给药途径、服药剂量与单位、用药频率以及用药原因等基本信息。这些信息有助于研究者分析合并用药对试验结果的影响，并为后续的药物研发和临床应用提供有价值的参考信息。

（六）不良事件的治疗用药

在临床试验中详细记录用于治疗不良事件的药物，不仅有助于研究者准确评估不良事件的处理效果，还能为药物安全性的评估提供重要信息。记录用于治疗不良事件的药物时需要注意以下几点。

1. 药品名称　应准确记录药品的通用名、商品名以及可能的缩写，避免混淆。

2. 使用情况　详细记录药品的使用情况，包括：

（1）起止时间　明确记录开始使用该药物治疗不良事件的日期和时间，以及停止使用的日期和时间。

（2）剂量　记录每次使用的剂量和单位（如毫克、克、毫升等）。

（3）给药途径　描述药物是如何给予受试者的（如口服、静脉注射、肌肉注射等）。

（4）用药频次　记录用药的频率，如每日一次、每日两次、每周一次等。

3. 注明治疗目的　明确注明该药物是用于治疗某个特定的不良事件或严重不良事件的。这有助于后续的数据分析和结果解释。

4. 其他相关信息　如果可能，还可以记录其他相关信息，如药品的批次号、生产厂家、药品不良反应（如果有的话）等。

（七）不良事件/严重不良事件的记录与描述

不良事件/严重不良事件的记录是评估试验用药品安全性的重要手段，为科学研究提供丰富的数据资源。通过对这些数据的分析，可以深入了解药物的作用机制、不良反应类型及其影响因素等，有利于及时发现并评估试验用药品可能存在的安全风险，为临床试验机构、伦理委员会、国家药品审评机构等提供决策依据，为后续的药品开发和临床应用提供重要参考。不良事件/严重不良事件记录和描述应至少包括以下信息：不良事件名称、开始时间、结束时间、事件结果、严重性、相关性、针对不良事件采取的治疗措施，因不良事件对试验药物采取的措施。为确保不良事件/严重不良事件的记录与描述内容能够满足数据分析的需要，建议遵循以下原则。

1. 完整性原则 包括但不限于以下内容：

（1）试验和受试者的基本信息 包括受试者编号、年龄、性别、诊断等。

（2）试验药物使用情况 包括试验药物的名称、剂量、给药途径、用药频次等。

（3）不良事件发生情况 详细描述不良事件的性质、持续时间、伴随症状等。

（4）治疗措施 记录所有针对不良事件的治疗措施。

（5）对试验药物的措施 记录因不良事件而对试验药物所做的任何调整。

（6）不良事件的结局 描述不良事件的最终状态或结果。

（7）因果关系判断及依据 提供判断不良事件与试验药物因果关系的依据。

（8）合并用药 记录所有与试验药物同时使用的其他药物。

2. 一致性原则 确保在严重不良事件报告表（如 SAE 表格）中填写的内容与原始病历记录完全一致。同时，出于隐私保护，不要在报告表中包含受试者的身份识别信息，如姓名、地址、联系方式等。

3. 易读性原则 使用清晰、简洁的语言描述不良事件。对于医学术语，应尽量避免使用缩写，以减少歧义。如果必须使用缩写，应确保在文档中明确解释其含义。

知识链接

临床试验方案

临床试验方案，指说明临床试验目的、设计、方法学、统计学考虑和组织实施的文件。临床试验方案通常还应当包括临床试验的背景和理论基础，该内容也可以在其他参考文件中给出。试验方案包括方案及其修订版。

以抗肿瘤药物临床试验方案为例，内容包括：方案签署页，方案摘要，研究流程图，缩略词表，研究背景，研究目的，研究设计，受试者选择和退出，试验药品，剂量调整或停药方案，伴随用药说明，研究步骤，临床评价（疗效评价和安全性评价），统计分析，伦理规范和知情同意，临床试验的质量保证，数据处理及资料保存，参考文献及附件等。

三、严重不良事件的评价

（一）不良事件的严重性和严重程度评价

在临床试验中，不良事件的"严重性"和"严重程度"是两个不同的概念。

严重性（seriousness）通常指的是不良事件可能导致的后果或影响的程度，更多地关注不良事件对患者生命、健康或功能的潜在影响，是一个相对主观的判断，满足以下六条标准之一，即为严重不良事件：导致死亡、危及生命、需要住院治疗或延长住院时间、导致永久或显著残疾或功能丧失、导致先天畸形。对于严重不良事件，由于其可能对患者造成严重后果，因此必须按照相关规定及时报告给临床试验机构、伦理委员会、国家药品审评机构。

严重程度（intensity）是对不良事件本身强度的描述，如轻度、中度、重度等，主要关注不良事件本身的性质，是一个相对客观的描述，可以通过具体的医学指标、症状表现等进行衡量。对于不良事件的严重程度，虽然也需要进行记录和评估，但其报告和处理方式可能因试验方案、申办者要求等因素而有所不同。不良事件的严重程度分级标准应依据试验方案所附的标准进行，常用的包括 WHO（世界卫生组织）、NCI‒CTC AE（美国国家癌症研究所常见毒性判定标准）或专业特定标准等，这些标准通常将不良事件分为轻、中、重或 NCI‒CTC AE 1~5 级。选择何种分级方式取决于申办者和方案制定者根据试验评价要求和实操难易程度的考量。当不良事件的严重程度发生变化时，应及时对原始记录信息进行更新，以确保数据的准确性和完整性。在实际操作中，不同的申办者可能有不同的要求。有些申办者要求将一个严重程度有变化的不良事件从最开始到完全结束以最严重级别来记录，而有些申办者则可能要求按级别分不同时间段记录。

（二）不良事件相关性评价

在临床试验中，研究者向申办者报告不良事件时，不需要考虑该事件是否与试验药物有关，只要该事件符合方案规定的不良事件定义，就需要进行报告。但通常情况下，为了更全面地了解试验药物的安全性和有效性，方案会要求研究者在报告不良事件时提供相关性的评价。相关性评价应由授权的临床医生完成，需要根据医学知识、临床经验和相关证据，对不良事件与试验药物之间是否存在因果关系进行判断。如果判断结果显示不良事件与试验药物存在合理相关性，则这一事件将被定性为不良反应。

在判断过程中，除了作出是否与试验药物有相关性的结论外，临床医生还需要尽量说明判断的依据。依据包括症状的出现时间、症状的性质、与试验药物的剂量和用法关系、是否同时使用了其他药物或治疗方法等。当不良事件的程度加重或构成严重不良事件时，主要研究者或协助研究者应承担相关性判断的主要职责，在医疗记录中详细记录判断的过程和结果，并在必要时组织相关专业医护人员进行会诊和判断，以确保对不良事件的评估更加全面和准确，从而为后续的处理和决策提供科学依据。

1. 相关性评价的原则　对于不良事件与试验药物相关性评价，一般遵循以下基本原则。

（1）时序性　是相关性判断的首要条件，评估不良事件发生的时间与用药时间之间的关系是否合理，是否符合药物在人体内的代谢和分布规律。通常，如果不良事件在用药后立即发生，或在用药期间内出现，且停药后消失或缓解，则时间上的关联性更强。

（2）合理性　分析不良事件的症状、体征是否与药物已知的作用机制或代谢成分可能产生的效应相符合。但合理性判断受当前医学认知水平的影响，当药理作用机制不明确或现有的医学知识无法完全解释某些现象时，不应轻易排除这种关联性的存在。例如，某些药物可能导致特定的不良反应，如低血糖、胃肠道刺激等。

（3）剂量‒暴露‒反应关系　随着试验药物剂量的增加或暴露时间的延长，不良事件发生的概率或严重程度可能会随之增加。当减量或停药后，观察到不良事件的症状或体征在没有其他针对性治疗的情况下减轻或好转，提示药物可能与该不良事件存在因果关系。剂量‒暴露‒反应关系是相关性的有效证据。

（4）非临床/临床试验证据支持　基于实验室、临床或相关安全性研究，能够证实不良事件与试验药物存在相关性的数据。

（5）可重复性　同一受试者在停药一段时间后再次给予相同的试验药物，不良事件再次发生或加重，或不同受试者暴露于同一种试验药物后，出现类似的不良事件，则进一步增强了药物与不良事件之间的因果关系。

（6）特异性　考虑受试者的其他因素，如伴随疾病、合并用药、环境因素等，是否可能解释不良事件的发生。如果没有其他因素对不良事件的发生有合理的解释，则试验药物与不良事件之间的因果关系可能会更强。

（7）类比性　是否存在类似的药物与不良事件之间的因果关系报道，即化学结构相似或作用机制相似的药物，可能存在相似的不良事件。

2. 相关性评价的标准　目前国际上尚无统一、公认的评价标准，对于个例不良事件相关性的判定，通常采用五分法或二分法。

（1）五分法　包括"有关、很可能有关、可能有关、可能无关、无关"五个等级。这种方法为研究者提供了更细致的判断空间，能够更准确地评估不良事件与试验药物之间的关联程度。对临床试验个例不良事件与试验药物相关性综合评价，需要考虑以下五个评价要点：有合理的时间关系；符合已知的药物作用机制、特性或已知的不良反应；去激发结果；有无其他合理的原因解释；再激发结果。

（2）二分法　然而，在国际上，为了更加便捷地按照国际人用药品注册技术协调会（ICH）指南向相关国家/地区药品监管部门进行临床试验期间个例安全性信息快速报告，有时会采用二分法。二分法只包括"相关、不相关"两个等级，简化了判定过程，提高了报告效率。在我国开展的某些特定类型的临床试验，如国际多中心临床试验或其补充试验以及拟用于境外注册上市的临床试验等，也可以按照统一的临床试验方案要求采用二分法。

五分法和二分法判定结果分类及判定依据可参考表3-1。

表3-1　药物临床试验不良事件相关性判定结果分类及判定依据

五分法	判定依据	二分法
有关	·有合理的时间关系 ·符合已知的药物作用机制、特性或已知的不良反应 ·去激发阳性 ·无其他合理的原因解释 ·再激发阳性	相关
很可能有关	·有合理的时间关系 ·符合已知的药物作用机制、特性或已知的不良反应 ·去激发阳性 ·无其他合理的原因解释 ·缺乏再激发阳性证据	
可能有关	·有合理的时间关系 ·缺乏再激发阳性证据 ·表现为以下任何一种情况： ①符合已知的药物作用机制、特性或已知的不良反应，去激发阳性，但也可用其他合理的原因解释； ②符合已知的药物作用机制、特性或已知的不良反应，缺乏去激发阳性证据，且无其他合理的原因解释； ③不符合已知的药物作用机制、特性或已知的不良反应，去激发阳性，无其他合理的原因来解释； ④不符合已知的药物作用机制、特性或已知的不良反应，去激发阳性，也有其他合理的原因解释； ⑤不符合已知的作用机制、特性或已知的不良反应，缺乏去激发阳性证据，也无其他合理的原因解释	
可能无关	·有合理的时间关系 ·缺乏去激发阳性证据 ·缺乏再激发阳性证据 ·表现为以下任何一种情况： ①不符合已知的作用机制、特性或已知的不良反应，且可用其他合理的原因解释； ②符合已知的作用机制、特性或已知的不良反应，但可用其他更加合理的原因解释	不相关
不相关	·（医学上认为）无合理的时间关系 ·不符合已知的药物作用机制、特性或已知的不良反应 ·缺乏去激发阳性证据 ·缺乏再激发阳性证据 ·可用其他合理的原因解释	

药物临床试验不良事件相关性判定（五分法）见表 3 - 2。

表 3 - 2 药物临床试验不良事件相关性判定（五分法）简表

判定依据	判定结果								
	有关	很可能有关	可能有关				可能无关		无关
是否有合理的时间关系	+	-	+				+		-
是否符合已知的药物作用机制、特性或已知的不良反应	+	+	+		-		+	-	-
去激发结果	+	+	+	-	+	-	-		-
再激发结果	+	-							
是否可用其他合理的原因解释	-	-	+	-	-/+	-	+ +	+	+

注：+ 表示肯定，或阳性结果；- 表示否定，或暂未得结果的情况；+ + 表示可用其他"更加"合理的原因解释。

无论是五分法还是二分法，其目的都是为了确保药物临床试验的安全性，保护受试者的权益。在实际应用中，研究者应根据具体情况选择合适的判定方法，并遵循相关法规和伦理要求进行操作。同时，监管部门也应加强对临床试验的监管和指导，确保药物研发过程的安全和有效。

四、严重不良事件的处理

在药物临床试验中，严重不良事件的处理至关重要，涉及受试者的安全、伦理以及法规的遵守。以下是严重不良事件处理涉及的相关内容。

1. 对受试者采取适当的治疗措施 一旦发生严重不良事件，研究者应立即对受试者进行医学评估，并采取必要的治疗措施以确保受试者的安全。如更改治疗方案、停止试验干预、住院治疗等。

2. 及时报告 研究者收集与不良事件相关的所有资料，包括但不限于医疗记录、检查结果、受试者陈述等，填写临床试验严重不良事件报告表，并按照规定的程序和时间向申办者提交报告（通常要求在 24 小时内完成）。

3. 事件追踪 在临床试验中，有时无法立即获得所有与严重不良事件相关的信息，研究者在规定的时限内完成首次报告后，可以通过随访报告的方式对首次报告进行补充或修订。应持续收集和记录相关信息，直至方案规定的报告期结束，以便了解事件的进展、评估治疗效果以及为后续的试验或研究提供参考。

4. 风险评估与决策 在处理严重不良事件时，研究者需要进行风险评估，确定是否继续试验。如果试验药物的安全性存在严重问题，可能需要暂停或终止试验。此外，申办者和伦理委员会应对试验的继续进行提出建议或要求。

5. 遵守法规与伦理要求 在严重不良事件处理过程中，应遵守相关的法规、伦理要求和试验方案的规定。在国际多中心药物临床试验中，应遵循不同国家和地区的法规和伦理要求，确保报告的合规性、一致性和伦理性。

五、严重不良事件报告时限

自研究者获知事件发生时开始计时，遵循试验方案或标准操作规程（SOP）中规定的报告方式和时限，将所有获知的严重不良事件报告给申办者。通常，这一时限要求研究者在获知严重不良事件后的 24 小时内提交报告给申办者。

申办者对各种来源的严重不良事件进行评价，若符合 ICH E2A《临床安全数据的管理：快速报告的定义和标准》报告要求的，应在规定的时限内报告给国家药品监督管理局药品审评中心（CDE）。

以下为申办者向 CDE 递交报告的时限要求。

1. 在临床研究中，对于致死或危及生命的可疑且非预期严重不良反应，申办者应在首次获知后尽快报告，但不得超过 7 天。在首次报告后的 8 天内，申办者需要递交信息尽可能完善的随访报告。

2. 对于死亡或危及生命之外的其他可疑且非预期严重不良反应，申办者应当在首次获知后尽快报告，但不得超过 15 日。提交首次报告后，以随访报告的形式及时报送有关新信息或对前次报告的更改信息等，报告时限为获得新信息起 15 日内。

六、严重不良事件报告流程

1. 当受试者经历严重不良事件时，研究者应立即采取行动，通常需要在得知此事件后的 24 小时内，将详细情况报告给申办者。旨在确保申办者能迅速获知事件详情，从而能够尽快地作出响应。

2. 申办者在接收到任何与安全性相关的信息后，应立即启动对严重不良事件的全面审查、评估和判定程序。若经分析该事件符合可疑且非预期严重不良反应（SUSAR）的定义，申办者必须在规定的时限内，向研究者提供经过处理的 SUSAR 报告及其后续随访报告。

3. 在严重不良事件中，若事件导致受试者死亡或生命受到威胁，这类情况应被视为特别紧急和重要。由于这些事件并非临床试验所期望的结果，因此，即使最终可能不被判定为 SUSAR，试验机构和伦理委员会仍可能认为有必要立即了解这些事件，以便能够迅速采取措施控制试验风险。基于试验的潜在风险以及本机构的实际情况，试验机构有权根据需求增加对这些特殊事件的报告要求。临床试验安全性事件报告流程如图 3-1 所示。

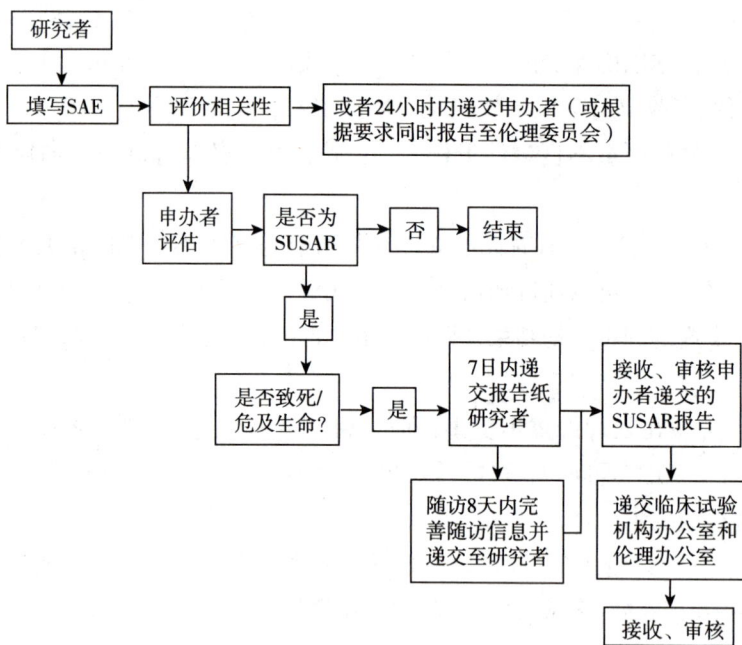

图 3-1　临床试验安全性事件报告流程

七、数据监查委员会

在开展临床试验时，建议申办者建立独立的数据监查委员会（通常称为数据和安全监查委员会，data and safety monitoring board, DSMB），以确保试验的安全性和数据质量。这个委员会通常由一组独立的医学、统计学和其他相关领域的专家组成，他们负责定期审查临床试验的进展，特别是关注受试者的安全和福利。

数据监查委员会应当有书面的工作流程，明确其职责、会议频率、数据审查标准、决策制定过程等。这个流程应该确保委员会成员能够依据科学、医学和伦理原则，对临床试验的安全性数据进行全面、客观和公正地评估。

DSMB 的主要职责包括：

1. 定期评估临床试验的进展和安全性数据，确保受试者的权益和安全得到保障。

2. 向申办者提供关于是否继续、调整或停止试验的建议。这些建议应当基于委员会对数据的分析和判断，以及考虑伦理、科学和法律等方面的因素。

3. 与申办者、研究者和其他相关方保持沟通，确保他们了解 DSMB 的建议和决策，并采取相应的行动。

DSMB 的工作应当遵循科学、伦理和法规的要求，确保临床试验的合规性和可靠性。通过定期评估临床试验的安全性数据，DSMB 能够及时发现和解决潜在的安全问题，保护受试者的权益和安全，促进临床试验的顺利进行。

实践实训

实训 1　严重不良事件的报告

【实训目的】

通过本次实训，掌握严重不良事件的 6 种情况及报告时限、流程，熟悉严重不良事件的收集、记录、描述、因果判断等相关内容。

【材料准备】

1. 全班分成 8 个组，6~7 人/组，人数少的班级 5~6 人/组。

2. 计算机。

3. 桌签 8 个。

4. SAE 报告表。

5. 阅读材料：严重不良事件案例。

【任务背景】

申办者于 2023 年 11 月 14 日收到 Y 医院报告受试者发生一例 SAE 首次总结报告，SAE 名称"胃息肉"。

【受试者基本信息】

受试者，女，67 岁，汉族，中心号：10。受试者于 2022 年 10 月 25 日签署知情同意书参加"药物 XX 的Ⅲ期临床研究"。2023 年 8 月 7 日（受试药/模拟剂第 10 次用药后 27 天）因慢性胃炎、腹泻导致住院治疗，进行无痛胃镜发现胃体小息肉，同时冷钳切除，至报告时痊愈。

【药品信息】

药品 XX 主要用于治疗非萎缩性胃炎。

【SAE 名称】

胃息肉，常见不良事件评价标准（CTCAE）3 级，对 SAE 名称进行 MedDRA 医学术语编码为：胃息肉（10017817）。

【受试者相关疾病】

受试者患有骨质疏松、血脂代谢紊乱、维生素 D 不足、高血压、非萎缩性胃炎、胃息肉。自述既往胃肠道病史反复 2 年余。

【受试者合并用药】

长期服用硝苯地平控释片、缬沙坦胶囊、碳酸钙 D_3。

【SAE 期间治疗】

2023 年 8 月 7 日按内分泌科护理常规，普食；行血常规、肿瘤标记物、骨代谢、彩超、全身骨密度等检查，降压。

2023 年 8 月 10 日无痛胃肠镜麻醉，行胃肠镜检查术。

【研究者评述】

SAE 名称：胃息肉，CTCAE 3 级。严重性标准为：导致住院。因受试者既往胃肠道病史反复 2 年余，现受试者计划住院寻求治疗，且根据相关文献及国内外报道，未见有相关报道，故判定与试验用药品肯定无关，对试验药采取的措施为继续用药。

【实施步骤】

步骤一　学习材料

阅读不良事件案例，判断该不良事件的类别。

步骤二　模拟填报不良事件

根据案例内容，完成严重不良事件（SAE）表格的填写。

严重不良事件（SAE）报告表

报告类型	□首次报告 □随访报告 □总结报告		报告时间：　年　月　日
医疗机构及专业名称			电话：
申报单位名称			电话：
试验用药品名称	中文名称：		
	英文名称：		
药品注册分类及剂型	分类：□中药 □化学药 □治疗用生物制品 □预防用生物制品 □其他　　注册分类：_____　剂型：_____		
临床研究分类	□Ⅰ期　　□Ⅱ期　　□Ⅲ期　　□Ⅳ期 □生物等效性试验　□临床验证		临床试验适应证：
受试者基本情况	姓名拼音缩写：	出生日期：　　性别：□男 □女　身高（cm）：　体重（kg）：	
	合并疾病及治疗：□有 □无 1. 疾病：____　治疗药物：____　用法用量：____ 2. 疾病：____　治疗药物：____　用法用量：____ 3. 疾病：____　治疗药物：____　用法用量：____		
SAE 的医学术语（诊断）			
SAE 情况	□死亡____年____月____日导致住院 □延长住院时间 □伤残 □功能障碍 □导致先天畸形 □危及生命 □其他		
SAE 发生时间：____年____月____日	研究者获知 SAE 时间：____年____月____日		
对试验用药采取的措施	□继续用药 □减小剂量 □药物暂停后又恢复 □停用药物		
SAE 转归	症状消失（后遗症 □有 □无） □症状持续		
SAE 与试验药的关系	□肯定有关 □可能有关 □可能无关 □肯定无关 □无法判定		
SAE 报道情况	国内：□有 □无 □不详；　国外：□有 □无 □不详		

SAE 发生及处理的详细情况：

报告单位名称：	报告人职务/职称：	报告人签名：

【操作要点和注意事项】

1. 每个小组要认真分析案例。
2. 明确不良事件的名称确定、开始时间、随访、结束时间、结果等。
3. 团队共同填报不良事件报告表。

任务二　可疑且非预期严重不良反应收集与处理 微课2

可疑且非预期严重不良反应（suspected unexpected serious adverse reaction，SUSAR）指临床表现的性质和严重程度超出了试验药物研究者手册、已上市药品的说明书或者产品特性摘要等已有资料信息的可疑并且非预期的严重不良反应。

在临床试验中，SUSAR 的识别、报告和评估对于保护受试者安全、确保临床试验的合规性和提供准确的药品安全性信息至关重要。当研究者或申办者识别到可能的 SUSAR 时，必须立即进行评估，并在规定的时限内向相关监管机构报告。SUSAR 的报告有助于监管机构及时了解药品的安全性问题，并采取相应的监管措施。同时，SUSAR 的数据也为药品的后续开发和临床应用提供了重要的安全性参考信息。

因此，对于临床试验中的 SUSAR，研究者、申办者和监管机构都应保持高度的警惕性和责任感，确保药品的安全性和受试者的权益得到保护。

▷▷ 情境导入 ///

情境描述：某患者因"言语不清 1 小时，伴左侧肢体乏力"送至某医院急诊科。入院诊断为：①脑血栓形成（右侧颈内动脉系统）；②高血压病 2 级，极高危。经医患反复沟通，该患者参加了在此医院某药物临床试验项目，进行静脉溶栓治疗。该受试者签署了受试者知情同意书及受试者代理人知情同意书。但一周后，受试者治疗无效死亡，死亡原因经尸检鉴定为大面积脑梗塞和脑疝形成。研究医生立即查阅研究者手册等试验资料，并未发现写明此项不良反应。但是，该医生认为导致受试者死亡的原因不能排除与试验药物的相关性，并立即将此事件报告给项目申办方。

思考：作为该药物临床试验项目的申办方，接收到研究者关于该事件的报告后应该向哪些部门报告？是否有时限的要求？

一、可疑且非预期严重不良反应的判定

SUSAR 的判断标准执行 ICH E2A 指导原则，SUSAR 需要同时满足三个核心标准：可疑性、非预期性和严重性。

1. 可疑性　指的是该不良反应在临床试验中发生，且申办者或研究者任何一方都不能排除与试验药物相关的不良反应。这意味着在评估过程中，需要充分考虑该不良反应是否与试验药物的使用有关，即使无法直接证明其因果关系，但也不能排除其可能性。如：一名受试者在临床试验中使用试验药物后出现了急性肾功能衰竭，若受试者在使用试验药物前肾功能正常，且没有其他可能导致急性肾功能衰竭的原因（如感染、脱水或其他药物等），则根据急性肾功能衰竭的发生与试验药物使用的时间相关性及受试者的疾病背景等方面综合考虑，判断急性肾功能衰竭的发生与试验药物的关系为可疑。

2. 非预期性 指的是不良反应的性质、严重程度、后果或频率与试验药物当前相关资料（如研究者手册等文件）所描述的预期风险不一致，研究者手册作为主要文件提供用以判断某不良反应是否预期或非预期的安全性参考信息。这要求研究者或申办者在评估不良反应时，要参照已有的研究资料，特别是研究者手册，来判断不良反应是否超出预期。如：急性肾衰竭在研究者手册中列为不良反应，但试验过程中出现了研究者手册中未提及的间质性肾炎，即间质性肾炎应判断为非预期不良反应；肝炎在研究者手册中列为不良反应，但试验过程中发生了研究者手册中未提及的急性重型肝炎，即急性重型肝炎应判断为非预期不良反应。

3. 严重性 其是判断不良反应是否达到需要快速报告程度的关键标准。符合以下任何一种情况的，即为严重不良反应。

（1）导致死亡。

（2）危及生命（指发生药品不良反应时，患者存在死亡风险，并不是指药品不良反应进一步恶化才可能出现死亡）。

（3）导致住院或住院时间延长。

（4）导致永久或显著的残疾或功能丧失。

（5）导致先天性异常或出生缺陷。

（6）导致其他重要医学事件，若不进行治疗可能出现上述所列情况的，必须运用医学和科学的判断决定是否对其他的情况加速报告，如重要医学事件可能不会立即危及生命、死亡或住院，但如需要采取医学措施来预防如上情形之一的发生，也通常被视为是严重的。例如在急诊室的重要治疗或在家发生的过敏性支气管痉挛，未住院的恶液质或惊厥，产生药物依赖或成瘾等。

✎ **即学即练** ┄┄

SUSAR 指临床表现的性质和严重程度超出了试验药物研究者手册、已上市药品的说明书或者产品特性摘要等已有资料信息的严重不良反应。其中"可疑"是指（　　）判断不能排除与试验药物相关。

A. 申办者　　　　B. 研究者　　　　C. 申办者或研究者任一方　　　　D. 申办者和研究者

二、可疑且非预期严重不良反应的收集

申办者是药物临床试验安全性信息监测与非预期严重不良反应报告的责任主体。申办者应指定专职人员负责临床试验安全性信息监测与严重不良事件报告管理；应制订临床试验安全性信息监测与严重不良事件报告标准操作规程，并对所有相关人员进行培训；应掌握临床试验过程中最新安全性信息，及时进行安全风险评估，向临床试验相关方通报有关信息，并负责对可疑且非预期严重不良反应进行快速报告。除了正在进行的临床试验的安全性信息外，申办者还必须收集与试验药物安全性相关的其他所有信息，包括任何来自动物或体外研究、流行病学研究、科学文献和未发表的科学论文，以及来自国外监管机构的报告和国外已上市药品营销报告等。

一份规范的、完整的 SUSAR 报告，其收集内容应包括：

（1）临床试验的描述，包括临床试验名称，临床试验方案号。

（2）受试者特征，包括受试者编号、人口统计学信息（如年龄、种族、性别）、接受试验药物治疗的适应证、治疗前的基线疾病状况、合并疾病情况、合并用药、相关疾病家族史和其他危险因素。

（3）疾病经历的描述，包括症状出现的时间、诊断及治疗经过。

（4）试验药物治疗的描述，包括受试者签署知情同意书时间、第一次试验药物治疗时间、治疗经过及治疗后的反应、发生不良事件前最后一次试验药物治疗时间、是否已经完成试验药物治疗。

（5）不良事件的描述，包括不良事件出现的场地、时间、诊断（包括严重程度分级）、治疗和转归（如恢复或死亡）。

（6）可疑和合并药物治疗详情（即批号、剂量、日期、持续时间等），包括非处方药、膳食补充剂。

（7）基线、治疗期间和治疗后的相关实验室数据。

（8）破盲信息。

（9）对去激发和再激发反应的信息。

（10）对试验药物采取的措施，包括停止使用、减少剂量使用、继续使用。

（11）对于结局为死亡的信息，包括死亡原因以及与不良事件的关系，是否进行尸检及尸检结果。

（12）其他相关信息（如与不良事件相关的其他信息）。

（13）研究者对不良事件因果关系的评价，包括任何支持和不支持不良事件与试验药物因果关系、严重性的信息及结论。

（14）申办者对不良事件因果关系的评价，包括对安全性数据库中相似不良反应的说明、与该不良事件相关的所有相关信息（如文献报道等）、因果关系、预期性和严重性评价的证据和结论，对与研究者因果关系结论不同的原因进行详细说明。该不良事件对临床试验风险和获益的影响，监测或试验文件的计划变更（如试验方案、知情同意书、研究者手册等）以及进一步的计划。

知识链接

研究者手册

申办者提供的《研究者手册》是关于试验药物的药学、非临床和临床资料的汇编，其内容包括试验药物的化学、药学、毒理学、药理学和临床的资料和数据。研究者手册目的是帮助研究者和参与试验的其他人员更好地理解和遵守试验方案，帮助研究者理解试验方案中诸多关键的基本要素，包括临床试验的给药剂量、给药次数、给药间隔时间、给药方式等，主要和次要疗效指标和安全性的观察和监测。

申办者应当制定研究者手册修订的书面程序。在临床试验期间至少一年审阅研究者手册一次。在研究者手册更新之前，应当先告知研究者，必要时与伦理委员会、药品监督管理部门沟通。申办者负责更新研究者手册并及时送达研究者，研究者负责将更新的手册递交伦理委员会。

三、可疑且非预期严重不良反应的报告

（一）报告范围

申办者获准开展药物（包括中药、化药及生物制品）临床试验后，对于临床试验期间试验药物发生的可疑且非预期严重不良反应（SUSAR）以及其他潜在严重安全性风险信息都应进行快速报告。

临床试验包含与注册申请有关的Ⅰ、Ⅱ、Ⅲ期临床试验以及其他经过批准的临床试验（如增加适应证等临床试验申请），生物等效性（bioequivalence，BE）试验，附条件批准药品需按要求完成的临床试验，以及上市许可批件中有特别要求的Ⅳ期临床试验。

一般而言，对于明显影响药物风险获益评估的信息或可能考虑药物用法改变，或影响总体药物研发进程的信息，均可归属于"其他潜在严重安全性风险信息"，例如：对于已知的、严重的不良反应，其发生率增加且判断具有重要临床意义；对暴露人群有明显的危害，如在治疗危及生命疾病时药物缺乏疗效；在新近完成的动物实验中有重大安全性发现（如致癌性）。

对于临床试验期间"联合用药"发生的SUSAR，若联合用药均未上市，建议由双方申办者协商

确认由一方负责上报，以使 SUSAR 不要重复报告和漏报。填写清楚所有试验药物境内受理号。若联合已上市药物，与未上市药物肯定相关或可疑的 SUSAR 上报至国家药品监督管理局药品审评中心（CDE）；与未上市药物肯定无关、仅与已上市药物相关的 SUSAR 按上市后要求上报国家药品评价中心（CDR）。

盲法试验中发生非预期严重不良事件时，为便于判断严重不良事件与试验药物的相关性，可对 SUSAR 进行"个例揭盲"。在此过程中，仅由申办者个别专门人员进行个例揭盲，而对疗效结果进行分析和阐述的人员仍应保持"盲态"。如果揭盲后，是与试验药物相关或可疑的非预期的严重不良反应，需要按照 ICH E2A 进行快速报告。如果揭盲结果是阳性对照药组发生的严重不良反应，应向阳性对照药的生产商和（或）由临床机构直接向国家药品评价中心进行报告，不需要向药品审评中心进行快速报告。

（二）报告时限

1. 对于致死或危及生命的 SUSAR，申办者应当在首次获知后尽快报告，但不得超过 7 天，并应在首次报告后的 8 天内提交信息尽可能完善的随访报告。后续再以随访报告的形式报送新信息或对前次报告更改信息等，报告时限为获得新信息起 15 天内。申办者首次获知当天为第 0 天。

2. 对于非致死或危及生命的 SUSAR，申请人应在首次获知后尽快报告，但不得超过 15 日。

3. 快速报告开始时间为临床试验批准日期/国家药品审评机构默示许可开始日期，结束时间为国内最后一例受试者随访结束日期。临床试验结束或随访结束后至获得审评审批结论前发生的严重不良事件，由研究者报告申办者，若属于 SUSAR，也应进行快速报告。

（三）报告流程

1. 药物临床试验期间受试者发生严重不良事件后，研究者应当立即（一般为获知的 24 小时内）报告申办者；申办者收到任何来源的安全性相关信息后，应当立即对严重不良事件进行全面分析、评估和判断。如符合 SUSAR 定义的，申办者需在规定时限内向药品监督管理部门和卫生健康主管部门报告，同时向研究者发送处理后的 SUSAR 报告及随访报告。

2. 如临床试验机构和伦理委员会可直接接收申办者 SUSAR 报告，则申办者在规定时限内将一份 SUSAR 报告递送机构、伦理委员会，另外一份经研究者阅读签收后，再次递送机构和伦理委员会。临床试验个例安全性事件报告流程如图 3 - 2 所示。

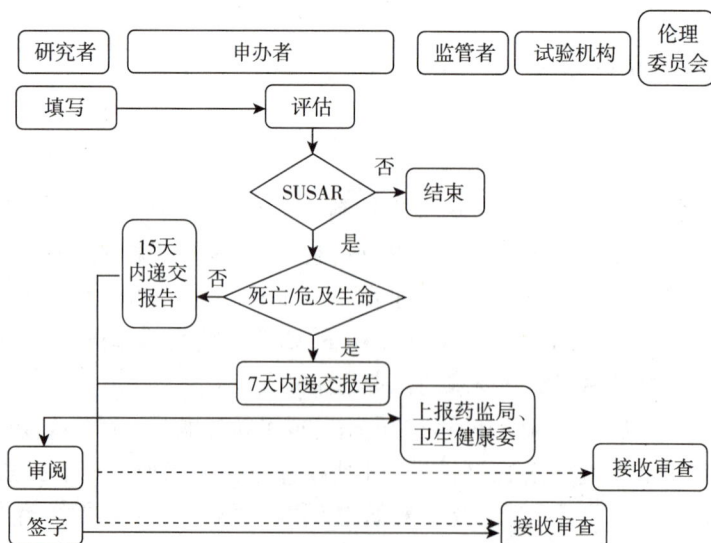

图 3 - 2　临床试验个例安全性事件报告流程

3. 如临床试验机构和伦理委员会只接收经研究者审阅后的 SUSAR 报告，则申办者的 SUSAR 递送给研究者审阅签收再报送机构、伦理委员会，时限需满足法规要求的时限方可。

4. 申办者和研究者在非预期且严重的不良事件与药物因果关系判断中不能达成一致时，其中任何一方判断不能排除与试验药物相关的，都应该进行快速报告。申办者应将 SUSAR 快速报告至所有参加临床试验的研究者及临床试验机构、伦理委员会、药品监督管理部门和卫生健康主管部门。

5. 以下情况一般不作为快速报告内容：非严重不良事件；严重不良事件与试验药物无关；严重但属预期的不良反应；当以严重不良事件为主要疗效终点时，不建议申请人以个例安全性报告（IC-SR）形式向国家药品审评机构报告，建议在方案中写清楚。

（四）报告途径

申办者向国家药品监督管理局药品审评中心（CDE）提交个例安全性报告应当采用电子传输方式。通常包括 GATEWAY 方式提交和 XML 文件方式提交。申办者应根据机构的要求选择合适的提交方式，并确保提交过程中数据的完整性和安全性。

1. GATEWAY 方式提交 GATEWAY 方式通常指的是"Gateway to Gateway"的传输方式，也就是网关对网关的传输。这是一种基于 HTTP 或 HTTPS 的安全、可靠的消息传输协议，主要用于机构间电子数据的交换。

在这种传输方式中，申办者首先需要向国家药品监督管理局药品审评中心申请一个电子传输账号，用于测试报告和正式报告的提交。申请过程通常包括填写申请表、发送至指定邮箱、配置 AS2 证书和配置信息等步骤。一旦测试报告通过验证，并成功建立数据连接，申办者就可以通过该账号提交正式的个例安全性报告。药品审评机构收到报告后，会进行校验和处理，并向申办者返回电子回执以确认报告的接收和处理状态。

GATEWAY 方式的优点在于其安全性、可靠性和可追溯性。由于采用了 AS2 协议，数据在传输过程中得到了加密和签名保护，确保了数据的安全性和完整性。同时，由于是通过网关对网关的方式进行传输，数据的传输过程可以被完整地记录和追踪。

2. XML 文件方式提交 XML（extensible markup language）文件方式是一种基于 XML 格式的电子数据交换方式。申办者将个例安全性报告按照指定的 XML 格式进行编写和保存，然后通过电子邮件、FTP（文件传输协议）或其他指定的方式提交国家药品监督管理局药品审评中心。

XML 文件方式通常要求申办者按照药品审评机构提供的 XML 模板进行报告的编写。这个模板会定义报告中需要包含的元素、元素的顺序和格式等。申办者需要按照模板的要求进行编写，以确保报告的完整性和规范性。提交 XML 文件后，药品审评机构会对文件进行解析和校验，以确保文件符合 XML 格式的要求，并且包含了所有必要的信息。如果文件符合要求，药品审评机构会对报告进行处理，并向申办者返回确认信息。

XML 文件方式的优点在于其灵活性和可扩展性。由于 XML 是一种开放的标准，申办者可以根据需要自定义 XML 模板，以满足特定的数据交换需求。同时，XML 格式的数据也容易被计算机程序解析和处理，方便实现自动化处理和数据挖掘。

总之，无论是 GATEWAY 方式还是 XML 文件方式，申办者都需要确保提交过程中数据的完整性和安全性。在提交之前，建议申办者对报告进行仔细的检查和验证，以确保报告的内容准确无误，并且符合药品审评机构的要求。

实践实训

实训 8　一例可疑且非预期严重不良反应的收集和处理

【实训目的】

通过本次实训，掌握 SUSAR 收集与处理的责任主体，熟悉 SUSAR 的报告时限、流程等相关内容。

【材料准备】

1. 全班分成 5 个组，8~10 人/组，人数少的班级 6~7 人/组。

2. 计算机。

3. 桌签 5 个。

4. A4 纸若干张。

5. 阅读材料：SUSAR 事件案例。

【详细情况描述】

（一）病例特点

1. 老年男性患者，胃痛 13 天入院。

2. 患者于 2021 年 10 月 11 日入院，诊断为胃食管反流病。患者诉精神尚可，食欲欠佳。体重无明显改变。一般情况尚可。

3. 平素健康状况良好：否认传染病病史。密切接触史。手术外伤史：否认手术史，否认外伤史。否认输血史。

4. 体格检查：T 36.2℃，P 83 次/分，R 20 次/分，BP 135/80mmHg，心肺腹大致正常，双下肢无水肿。

5. 辅助检查：暂缺。

（二）诊断及依据

初步诊断：①胃食管反流；②慢性胃炎。

（三）诊疗计划

1. 按消化内科护理常规，普食。

2. 进一步完善血常规、血生化、肿瘤标记物、消化内镜等检查。

3. 待结果回报后再予相应治疗。

【期间用药】

2021 年 10 月 11 日至 2021 年 10 月 12 日，艾司奥美拉唑肠溶片，20mg，每天一次口服，胃食管反流。

2021 年 10 月 11 日至 2021 年 10 月 25 日，枸橼酸莫沙必利，每天 3 次，每次 1 片，口服，胃食管反流。

【研究者评述】

SUSAR 名称：便血。

严重性标准为：导致住院时间延长。研究者将严重事件便血判定与试验用药品可能有关，对试验药采取的措施为停药。

【实施步骤】

步骤一 学习材料

阅读 SUSAR 事件案例。

步骤二 画安全性报告流程图

根据任务背景，画出该临床试验个例安全性事件报告流程图。

步骤三 明确时限要求

按照 GVP 有时限要求的，写出报告时限的要求。

步骤四 拓展思考

查阅资料，讨论在其他试验中心发生的 SUSAR 事件，SUSAR 报告是否应该递送到本试验中心审阅，将答案上传到学习平台。

【操作要点和注意事项】

1. 每个小组要认真分析案例。

2. 明确研究者、申办者、监管者、临床试验机构和伦理委员会在安全性事件报告的角色要求，明确安全性事件报告节点的时限要求。

3. 团队共同画出安全性事件报告流程图，要求如下。

（1）框图美观，布局合理。

（2）各方责任关系正确。

（3）报告时限明确。

目标检测

答案解析

一、A 型题（以下每道题下面有五个备选答案，请从中选择一个最佳答案）

1. 受试者发生严重不良事件后，研究者应当（　　）报告申办者。

　　A. 立即　　　　　　　　B. 36h 内　　　　　　　C. 48h 内

　　D. 72h 内　　　　　　　E. 无需

2. 发生严重不良事件时，研究者不需立刻报告（　　）。

　　A. 药品监督管理部门　　B. 申办者　　　　　　　C. 伦理委员会

　　D. 专业学会　　　　　　E. 卫生健康主管部门

3. 研究者对严重不良事件报告的描述，正确的是（　　）。

　　A. 完成严重不良事件 CRF 后，再行报告申办者等

　　B. 收集严重不良事件信息后，再行报告申办者等

　　C. 立即报告严重不良事件，不因收集资料而拖延

　　D. 受试者处置完毕后报告

　　E. 处置受试者、收集严重不良事件信息后，再行报告申办者等

4. （　　）对临床试验安全性风险管理负有主要责任，是临床试验期间 SUSAR 快速报告的责任主体。

　　A. 申办者　　　　　　　B. 临床试验机构　　　　C. 伦理委员会

　　D. CDE　　　　　　　　E. 专业组组责人

5. 对于致死或危及生命的 SUSAR，申办者应在首次获知后（　　）日内进行报告，并在随后的 8 日内进行完善信息后的随访报告。

A. 5   B. 6   C. 7

D. 8   E. 9

二、X 型题（以下每道题下面有五个备选答案，请从中选择所有正确的答案）

1. SAE 报告中覆盖的内容可能有（ ）。

     A. 受试者的知情和入组时间   B. 受试者的用药情况

     C. 受试者的姓名、住址   D. 受试者 SAE 发生过程

     E. 针对 SAE，研究者对受试者的处理措施

2. 临床试验中的严重不良事件包括（ ）。

     A. 需住院治疗   B. 延长住院时间   C. 伤残、影响工作能力

     D. 危及生命或死亡   E. 导致先天畸形等事件

3. 非预期，即不良反应的（ ）不同于试验药物当前相关资料（如研究者手册等文件）所描述的预期风险。

     A. 性质   B. 严重程度   C. 后果

     D. 频率   E. 时间

三、问答题

1. 临床试验中，严重不良事件包括哪些内容？

2. 请简述 SUSAR 报告时限。

书网融合……

       重点小结   微课 1   微课 2

项目四　报告与提交

1. 掌握研发期间安全性更新报告撰写格式及提交要求。
2. 熟悉研发期间安全性更新报告撰写及提交操作流程。
3. 了解研发期间安全性更新报告撰写的法规要求

学习引导

《药物警戒质量管理规范》（以下简称 GVP）第一百二十九条和第一百三十条规定：临床试验期间，申办者应当对报告周期内收集到的与药物相关的安全性信息进行全面深入的年度回顾、汇总和评估，按时提交研发期间安全性更新报告……中办者经评估认为临床试验存在一定安全风险的，应当采取修改临床试验方案、修改研究者手册、修改知情同意书等风险控制措施；评估认为临床试验存在较大安全风险的，应当主动暂停临床试验；评估认为临床试验存在重大安全风险的，应当主动终止临床试验。

本项目主要介绍药物警戒体系建设中研发期间安全性更新报告的撰写及提交。

任务　研发期间安全性更新报告撰写及提交 ⓔ 微课

研发期间安全性更新报告（development safety update report，DSUR）是临床试验药物警戒活动的重要组成，为新药临床试验期间风险管理提供重要的依据和支撑。DSUR 的主要目的是药品注册申请人（包括申办者）对报告周期内收集到的与药物（无论上市与否）相关的安全性信息进行全面深入的年度回顾和评估。

情境导入

情境描述：某药品上市许可持有人于 2023 年 1 月 1 日获批开展Ⅲ期试验药 XX。《药品注册管理办法》第二十八条规定，申办者应当在药品审评中心网站提交 DSUR，每年提交一次，于药物临床试验获准后每满一年后的两个月内提交。

思考：递交 DSUR 的作用/目的有哪些？

一、研发期间安全性更新报告的作用

研发期间安全性更新报告（development safety update report，DSUR）是指对研发期间药物安全性信息展开周期性汇总、分析的文件。递交 DSUR（研发期间安全性更新报告）的主要作用是对报告周期内收集到的与在研药物（无论上市与否）相关的安全性信息进行全面深入的年度回顾和评估。具体来说，DSUR 的作用包括：

1. 监测药物安全性　DSUR 通过对药物在研发期间的安全性信息进行回顾和评估，帮助申办者

（如药品注册申请人或申办者）了解药物的安全性状况，及时发现可能存在的安全隐患。

2. 评估风险与益处 DSUR 不仅关注药物的安全性，还对其风险与益处进行全面、简明和批判性分析。这有助于申办者评估产品的总体利益 – 风险特征，为药物的临床试验和上市决策提供科学依据。

3. 更新研究进展 DSUR 中还包括对临床研究/研发计划的进展状况和研究结果的更新。这有助于监管部门和申办者了解药物的最新研发进展，确保临床试验的顺利进行。

4. 提供监管支持 DSUR 是监管部门了解药物安全性信息的重要途径。通过递交 DSUR，申办者可以向监管部门展示其对药物安全性的充分监测和评估，增强监管部门的信心。

总之，递交 DSUR 是药物研发过程中不可或缺的一环，有助于确保药物的安全性、评估风险与益处、更新研究进展以及提供监管支持。

▪知识链接▪

DSUR 与 PSUR 的区别

DSUR 与 PSUR 均属于产品重要的定期安全性更新报告。DSUR 主要是产品未上市时研发期间的安全数据汇总，但如果产品已上市但仍在进行例如拓展新适应证的临床试验，仍需要准备和递交 DSUR。药品定期安全性更新报告（periodic safety update report，PSUR）旨在对已上市药品的不良反应报告和监测资料进行定期汇总分析，汇总国内外安全性信息，进行风险和效益评估。两者撰写和提交过程中的差别：DSUR 撰写时参考 ICH E2F，通过"申请人之窗"提交给药品审评中心，报告周期是每年；PSUR 撰写时参考 ICH E2C，通过国家药品不良反应监测系统提交给药品评价中心。对于创新药和改良型新药报告周期是 1 年，其他每 5 年报告一次。DSUR 和 PSUR 撰写内容可能会出现重叠，对于同一活性成分的报告，要求相似。

二、研发期间安全性更新报告的报告范围

DSUR 关注的重点是在研的药物和生物制品临床试验的数据和发现。当药物获得上市批准后仍可能在继续临床研发，因此 DSUR 也应该包含上市后研究的相关信息。另外，DSUR 主要侧重于关注试验药，但当对照药与临床试验受试者的安全相关时，也需提供对照药的信息。

DSUR 报告应当包含申办者所有正在进行的临床试验以及正在实施或已完成的其他研究中的安全性信息，包括：

1. 使用试验药的临床试验，例如：临床药理学、治疗探索性及治疗确证性试验（Ⅰ～Ⅲ期）。

2. 对上市药物已批准适应证进行的临床试验，例如：治疗应用试验Ⅳ期。

3. 试验药的治疗应用，例如：扩大使用项目、同情使用项目、特殊患者应用、单个患者 IND 和治疗 IND。

4. 支持药品生产工艺变更的临床试验。

5. 与试验药安全性相关的其他重要发现，例如：观察性研究或流行病学研究；非临床研究（毒理和体外研究）；相关 DSUR，如对试验药适用；生产或微生物方面的变更；最近发表的文献研究；结果表明缺乏疗效，并可能由此对受试者的安全造成直接影响的临床试验，如：若适应证严重或危及生命，基础病情出现恶化；同类药物的其他相关安全性发现；共同研发方实施的临床试验等。

三、研发期间安全性更新报告的报告撰写

申请人应按照 ICH E2F《研发期间安全性更新报告》（以下简称 E2F 指导原则）的要求准备、撰

写和提交 DSUR。申办方可以选择委托第三方机构来协助进行 DSUR 的准备、撰写和递交工作。但仍然需要对 DSUR 的内容、质量以及提交时间承担主体责任。

（一）基本原则与要求

1. 针对同一活性成分的单个 DSUR 为了对研究药物的安全性特征进行全面的评估和展示，申办者在撰写药物安全性更新报告时，必须涵盖所有在研剂型和规格、所有适应证以及参与药物临床试验的所有受试者群体的数据。化学药和生物制品的 DSUR 需基于相同的活性成分撰写，而中药则要求基于相同的处方来准备。若存在某些信息尚未获得（如申办方尚未收集到特定数据），申办者应在 DSUR 的引言部分对此进行清晰、详尽的说明和解释。此外，当涉及多个申办方共同开发，特别是联合开发或基于其他合同协议的合作开发时，为确保信息的统一性和准确性，应当仅提交一份综合性的 DSUR。

2. 联合治疗的 DSUR 对于固定组成的复方制剂（制剂至少包含两种固定剂量的活性成分，并以单一的剂型给药），在临床试验阶段，通常只需要提交一份综合性的药物安全性更新报告。

如果申办方同时对组成该复方制剂的各个单独成分进行临床试验，应为每一个单独的成分分别准备并提交一份 DSUR。在提交复方制剂的 DSUR 时，应简要概述和提及来自各个单独成分 DSUR 的相关结果和发现。

对于涉及多种药物联合治疗的临床试验，特别是非固定剂量的联合用药情况，申办方可以选择：仅准备并提交一份综合性的 DSUR，包含所有参与联合治疗的药物的安全性数据；为参与联合治疗的一个或多个药物成分分别准备并提交一份或多份 DSUR。在这种情况下，多种药物联合治疗相关的信息都应该被纳入一个或多个相关的 DSUR 中，确保数据的完整性和可追溯性。

3. 报告周期

（1）报告起始日期和数据锁定日 DSUR 报告起始时间定义为国际研发诞生日（development international birth date，DIBD）（以下简称 DIBD），即申办者首次在全球任一国家获得临床试验许可的日期。

数据锁定日是指包括在 DSUR 中的数据的截止日期（月和日），基于国际研发诞生日（DIBD）。DSUR 的数据锁定（data lock point，DLP）是该 DSUR 一年报告周期的最后一天。为便于监管，如果申办者需要，DSUR 的数据锁定点可以指定为 DIBD 月份前一个月的最后一天。

（2）报告周期 DSUR 报告需从 DIBD 后的每年定期递交，无论临床试验是否按计划进行。提交周期将持续至该药物在境内最后一个上市许可申请被提交之时，或者当该药物在境内的研发活动完全结束为止。当我国境内最后一次递交 DSUR 时，必须附带一份说明文件。该文件需明确指出，此次递交的 DSUR 是境内最后一份，同时还需要说明申办方是否在其他国家或地区继续开展该药物的临床试验。

如果首个临床试验实施的国家没有正式许可流程，申办者应指定一个适当的日期作为该临床试验的开始日期。例如，首个伦理的批准日期或澳洲人类研究伦理委员会（HREC）的批准日期。如果某个临床试验正在一个国家进行，随后在另一个国家也启动了该试验，则在准备所有国家的 DSUR 时均应保持和使用最初的 DIBD。

如果药品在任何一个国家获得上市批准后继续进行研发，那么应当依据国家或地区的法律法规递交 DSUR 和 PSUR。如果申办者需要，可以在 PSUR 国际诞生日（IBD）的基础上准备 DSUR 以便两者保持同步。两份报告数据锁定点同步后，下一次 DSUR 递交周期不应超过一年。

📝 **即学即练**

申请人应按照（　　）的要求准备、撰写和提交 DSUR。

A. ICH – E2F development safety update report

B. 研发期间安全性更新报告管理规范

C. 药品注册管理办法

D. 药物警戒质量管理规范

（二）DSUR 撰写内容

撰写 DSUR 时，我国要求使用中文作为主要语言。在"报告周期内严重不良反应行列表"这一部分，申办方可以选择使用中文或者英文进行报告，以满足不同监管机构和评审专家的需求。DSUR 应具备以下内容。

1. 封面　包括 DSUR 编号（报告应按顺序编号）；试验药的名称；报告周期；报告日期；申办者的名称和地址；DSUR 中信息的保密声明；若 DSUR 中包含揭盲信息，则需提供警示声明。

2. 执行概要　包括：简介（报告编号和报告周期）；试验药（作用机制、治疗分类、适应证、剂量、给药途径、剂型）；临床试验受试者的估计累积暴露量；是否获得上市批准，如果是，获得批准的国家数量；整体安全性评估的总结；重要风险总结；因安全性原因而采取的措施，包括对 IB 的重大修改；结论。

3. 目录和正文　共有 20 个章节的内容，加上附件。要求对于各节的内容，如果有相关信息，应进行简要说明；如果没有相关信息，或者该节不适用，则应予以说明。申请人应严格按照 ICH E2F 指导原则要求，逐章节完整撰写 DSUR 及附件。对于无进展/无发现的章节或者附件，应在相应项下进行说明，不可省略。DSUR 撰写目录和正文摘要见表 3 – 3。

表 3 – 3　DSUR 撰写目录和正文摘要

DSUR 撰写目录			正文内容简要
1	前言		DIBD 或 IBD（如适用）；报告周期和报告序列号；试验药作用机制、治疗分类、剂量、给药途径及剂型；研究的适应证和人群；临床试验的涵盖范围；解释 DSUR 中未包含的信息；对单个试验药递交多个 DSUR 的理由
2	全球上市批准情况		总结信息包括首次批准日期、适应证、批准的剂量和批准国家/地区（如适用）
3	报告周期内因安全性原因采取的措施		报告周期内申办者、监管机构、数据监查委员会或伦理委员会采取的与安全性相关的，并对具体临床试验或整体临床研发计划造成影响的重大措施
4	安全性参考信息的变更		报告周期内研究者手册及其他安全性参考信息的重大安全性相关变更
5	报告周期内正在进行和已完成的临床试验清单		简述报告周期内申办者正在进行和已完成的临床试验
6	估计的累积暴露量	6.1 研发计划中的累计受试者暴露量	自 DIBD 起正在进行和已完成临床试验的累计受试者数量；暴露于试验药、安慰剂和（或）活性对照药的受试者数量；正在进行和已完成的临床试验暴露于试验药的累计受试者数量；特殊重要的试验（如关键Ⅲ期试验）还应说明该试验的人口学特征
		6.2 上市后用药经验中的患者暴露量	提供上市后患者累积暴露量的估算值，说明确定该估算值的方法

DSUR 撰写目录			正文内容简要
7	行列表和汇总表汇总的数据	7.1 参考信息	明确所使用的编码辞典版本； 指明作为安全性参考信息的文件及版本
		7.2 报告周期内的严重不良反应行列表	对行列表中纳入病例报告的标准进行总结。行列表应列于 DSUR 的附件中，包含报告周期内申办者临床试验中报告的所有 SAR 的关键信息（盲态和非盲态）
		7.3 严重不良事件的累计汇总表	以表格形式在附件中提供从 DIBD 到当前 DSUR 数据锁定点之间临床试验中 SAE 的累计汇总表
8	报告周期内临床试验中有意义的发现	8.1 已完成的临床试验	简要说明在报告周期内已完成临床试验中获得的新增的重要临床有效性和安全性发现
		8.2 正在进行的临床试验	简要总结申办者已获知的正在进行的临床试验的重要信息
		8.3 长期随访	简要说明试验药临床试验受试者的长期随访信息，尤其是先进治疗产品
		8.4 试验药的其他治疗应用	简要说明申办者按照具体方案实施并按照 ICH E2D 进行征集报告的其他项目中具有临床重要性的安全性信息
		8.5 与联合治疗相关的新的安全性数据	所针对试验药是某一个固定复方制剂或多药联合治疗中的一个组分，应对联合治疗 DSUR 中的重要安全性发现进行总结； 所针对的是多药联合治疗或固定复方制剂，应对从基于单个组份的临床试验获得的重要安全性信息进行总结； 或者可以包含在针对联合治疗的一个或全部组分的 DSUR 的单个或多个章节中
9	非干预性研究的安全性发现		对报告周期内获得的非干预性研究相关安全性信息进行总结
10	其他临床试验/研究的安全性信息		对申办者在报告周期内获得的其他临床试验/研究相关的安全性信息进行总结
11	上市后的安全性发现		简要总结上市后在报告周期内获得的主要安全性发现
12	非临床数据		对报告周期内正在进行或已完成的非临床体内外研究的主要安全性发现进行总结
13	文献		总结申办者发表或呈现在未发表的科学文稿中与试验药相关的新增且有意义的安全性发现； 总结科学会议和已发表摘要中有意义的新的安全性信息
14	其他 DSUR		总结其他 DSUR 中有意义的发现； 总结报告周期内其他申办者针对相同试验药开展的临床试验的 DSUR 中有意义的发现
15	缺乏疗效		对于治疗严重或危及生命疾病的试验药数据表明缺乏疗效，或相比于现有治疗缺乏疗效予以总结
16	区域特有信息		符合国家或地区要求，并且可在 DSUR 的附件中提供
17	最新披露的信息		在数据锁定点之后、DSUR 准备期间出现的潜在重要安全性发现进行总结
18	整体安全性评估	18.1 风险评估	对报告周期内新获得的相关的临床、非临床、流行病学信息进行简明完整的评估； 可以按照治疗领域、给药途径、剂型和（或）适应证分别进行评估
		18.2 获益 - 风险考量	特别关注与新近确认的安全性问题相关； 为已确认的安全性问题提供重要新信息的数据的解释

	DSUR 撰写目录	正文内容简要
19	重要风险总结	重要的已确认的和潜在风险，基于各个风险列出累计变化； 对风险进行重新评估及再次总结； 强调新信息； 保留已完全明确或解决的风险，予以简要说明
20	结论	有效性和安全性信息出现的任何变化；临床研发计划中新出现的安全性问题已经或将要采取的措施

4. DSUR 附件（表 3-4），需要按照规定的编码和名称进行撰写和递交，包括以下信息。

表 3-4　DSUR 附件

编号	附件名称	编号	附件名称
1	研究者手册	5	严重不良反应行列表
2	重要监管要求汇总表	6	严重不良事件的累计汇总表
3	正在进行和已完成的临床试验的情况	7	文献/论文摘要（必要时）
4	人口统计学信息的累计汇总表	8	DSUR 区域附件

5. DSUR 区域附件　在撰写时，需提供以下五个方面的信息。

（1）严重不良反应（SAR）累计汇总表。包括自 DIBD 起全部 SAR 的数量。

（2）报告周期内境内死亡受试者列表。临床试验过程中死亡受试者列表应至少包括：受试者编号、治疗方案（可能仍处于盲态）以及每例受试者死亡的原因。若在对受试者死亡进行的评估中发现任何安全性问题，应根据具体情况在整体安全性评估一节中进行说明。

（3）报告周期内境内因任何不良事件而退出临床试验的受试者列表。该列表应包括报告周期内因任何不良事件而退出临床试验的所有受试者，无论是否与药物相关。若在对受试者退出的评估中发现了任何安全性问题，应根据具体情况在 DSUR 整体安全性评估中进行说明。

（4）报告周期内发生的药物临床试验方案变更或者临床方面的新发现、非临床或者药学的变化或者新发现总结表。以列表形式，对报告周期内发生的药物临床试验方案变更、非临床或者药学的变化或者新发现进行总结。

（5）下一报告周期内总体研究计划概要。申请人应简要提供内容有：下一报告周期内临床研究总体计划概要，包括立题依据、拟研究的适应证、评价药物时所遵循的总体路径、下一个报告周期内拟开展的临床试验、预计受试者人数、预计的风险；下一报告周期内非临床研究总体计划概要；下一报告周期内药学研究总体计划概要。

（三）DSUR 撰写安排

DSUR 撰写启动时间一般在数据锁定点前一个月内开始，可以以启动会的形式提前告知各部门做好 DSUR 撰写准备，明确各部门分工及撰写内容、撰写审核递交时间计划表。在撰写过程中，药物警戒部门可以作为主要撰写部门和审核部门，同时也需要其他多个部门的配合，比如注册部门可以负责药品全球上市批准情况的搜集，医学部门负责"报告周期内临床试验中有意义的发现"等。

四、研发期间安全性更新报告的递交要求

申请人获准开展药物（包括中药、化学药及生物制品）临床试验后均应向国家药品监督管理局药品审评中心（以下简称药品审评中心）提交 DSUR。

（一）提交时间

原则上"国际研发诞生日"（DIBD）的月和日，作为 DSUR 年度报告周期的起始日期。首次提交

应在境内临床试验获准开展后第一个 DIBD 后两个月内完成，后续提交也应以 DIBD 为基准。

E2F 指导原则规定 DSUR 应当在其数据锁定日后 60 个日历日内递交至监管机构。我国规定为数据锁定日后两个月内提交，提交应以 DIBD 为基准。

（二）递交方式

DSUR 需要递交给国家药品监督管理局药品审评中心。通过登录"药审中心申请人之窗"，在临床试验期间安全性风险管理界面下的"研发期间安全性更新报告递交"进行 DSUR 递交，点击"创建报告"，填写基本信息后点击保存，保存后按照要求添加正文和附件。

递交完成后，存档递交凭证，并在"DSUR 年度记录表"里记录实际递交日期。

（三）递交审核

DSUR 递交后，药品审评中心进行审核，申请人需要注意及时登录药品审评中心网站关注审评意见。经审核，认为需提醒或要求申请人的审评意见，例如：要求申请人更改 DSUR 报告周期、补充更正资料或者提醒申请人应加强受试者安全性措施等。药品审评中心将在 DSUR 提交后一百八十个工作日内通知申请人。申请人应通过药品审评中心网站查询和下载相关通知或者提醒，对于需要补充更正资料的情况，申请人应在收到补正意见之日起的五个工作日内一次性提交补正资料。

（四）上报其他机构

在临床试验期间，按照《药物临床试验质量管理规范》的要求，申办者提供的 DSUR 应当包括临床试验风险与获益的评估，有关信息需要通报给所有参加临床试验的研究者及临床试验机构、伦理委员会，报告时限随年度报告递交，原则上报告周期不超过一年。研究者应在申办者提交 DSUR 后及时签收、阅读，以评估是否需要采取相关措施保护受试者安全和权益。

实践实训

实训 9　审核研发期间安全性更新报告的撰写及提交的规范性

【实训目的】

通过本次实训，掌握 DSUR 撰写格式，熟悉 DSUR 的撰写内容，了解 DSUR 撰写的法规要求。

【材料准备】

1. 全班分成 8 个组，6~7 人/组，人数少的班级 5~6 人/组。

2. 电脑。

3. 桌签 8 个。

4. A4 纸若干张。

5. 阅读材料：《研发期间安全性更新报告管理规范（试行）》《E2F：研发期间安全性更新报告》及《E2F 示例》。

6. DSUR 文件 5 份。

【任务背景】

某制药企业近几年发展规模逐渐增大，多款新药在中国获批开展药物临床试验工作，按照法规要求，拟准备撰写并提交每个申请临床药物试验品种的 DSUR。目前有 5 份 DSUR 已经初步完成初稿，需要药物警戒人员进一步完整审核内容。并且给出每份 DSUR 报告周期的起始日期和数据锁定日，明确 DSUR 文件递交时限，防止发生 DSUR 递交遗漏或延迟。

【实施步骤】

步骤一　学习资料

《研发期间安全性更新报告管理规范（试行）》《E2F：研发期间安全性更新报告》及《E2F 示例》。

步骤二　文件审核

1. 确定 DSUR 规范性撰写内容。

2. 审核该企业已经撰写的 DSUR 内容是否完整。

步骤三　确定 DSUR 的递交期限

1. 确定每一份 DSUR 的国际研发诞生日。

2. 列出每一份 DSUR 的数据锁定日和最终递交时限。

步骤四　递交实操

确定小组分工，模拟递交流程，包括递交时间、审核人员签字、递交部门。

【操作要点和注意事项】

1. 每个小组认真学习规范。

2. 要注意递交报告的完整性，要求报告内容规范、格式工整。

3. 注意审核除了正文以外，所有 DSUR 的附件内容是否完整规范。

···· 目标检测

答案解析

一、A 型题（以下每道题下面有五个备选答案，请从中选择一个最佳答案）

1. DSUR 的主要目的是药品注册申请人（以下简称申请人，也包括申办者）对报告周期内收集到的与药物（无论上市与否）相关的（　　）进行全面深入的年度回顾和评估。

　　A. 有效性信息　　　　　B. 安全性信息　　　　　C. 质量投诉信息

　　D. 临床试验数据分析　　E. 注册信息

2. 申请人通过（　　）提交 DSUR。

　　A. 国家药品审评中心网站　　　　　　B. 国家药品不良反应监测系统

　　C. 国家药品评价中心网站　　　　　　D. 药物临床试验登记与信息公示平台

　　E. 国家药品监督管理局网站

3. 申请人在准备 DSUR 时，需要包含所有剂型和规格、所有适应证以及研究中接受研究药物的患者人群相关的数据［化学药和生物制品应按照（　　），中药按照相同处方进行准备］。如果相关信息无法获得（如申请人尚未获得数据），申请人应在 DSUR 的前言部分予以解释说明。

　　A. 药品通用名　　　　　B. 相同活性成分　　　　C. 药品商品名

　　D. 药品品种名称　　　　E. 以上均可

4. ICH E2F 规定使用 DIBD（国际研发诞生日）作为 DSUR 年度报告周期的起始日期。DSUR 年度报告周期的起始日为 DIBD 的月和日。数据锁定点（DLP）应是 DSUR 一年报告周期的最后一天，应当在其数据锁定点后（　　）内递交至所有相关的监管机构。

　　A. 60 个日历日　　　　　B. 60 个工作日　　　　C. 60 个自然日

　　D. 两个月内　　　　　　E. 60 天

5. 申请人应严格按照（　　）要求，逐章节完整撰写 DSUR 及附件。对于无进展/无发现的章节或者附件，应在相应项下进行说明。

A. ICH E2F 指导原则　　　　B. 研发期间安全性更新报告管理规范（试行）

C. 可以省略　　　　　　　　D. 不可省略

二、X 型题（以下每道题下面有五个备选答案，请从中选择所有正确的答案）

1. DSUR 报告应当包含申办者所有正在进行的临床试验以及正在实施或已完成的其他研究中的安全性信息，主要包括（　　）。

A. 使用试验药的临床试验　　　　　　B. 对上市药物已批准适应证进行的临床试验

C. 试验药的治疗应用　　　　　　　　D. 支持药品生产工艺变更的临床试验

E. 与试验药安全性相关的其他重要发现

2. DSUR 撰写应具备（　　）。

A. 封面　　　　　　B. 执行概要　　　　　　C. 目录和正文

D. DSUR 附件　　　E. DSUR 区域附件

3. 申请人在撰写 DSUR 时，需在"区域特有信息"项下或者以 DSUR 区域附件形式提供以下信息（　　）。

A. 严重不良反应（SAR）累计汇总表

B. 报告周期内境内死亡受试者列表

C. 报告周期内境内因任何不良事件而退出临床试验的受试者列表

D. 报告周期内发生的药物临床试验方案变更或者临床方面的新发现、非临床或者药学的变化或者新发现总结表

E. 下一报告周期内总体研究计划概要

三、问答题

1. DSUR 主要是关注研发期间安全性信息。在这方面，DSUR 需要报告的内容范围是如何界定的？

2. DSUR 中"获益－风险考量"是否需要像 E2C 指导原则 PBRER 中的"获益－风险评估"一样对临床在研药物进行一个全面的获益－风险评估？

书网融合……

重点小结　　　微课　　　习题

项目五　监测与报告

PPT

学习目标

1. 掌握药品上市后疑似不良反应信息收集途径；个例药品不良反应信息记录的原则和传递要求；药品不良反应信息评价标准和报告流程。

2. 熟悉不同信息收集途径的方式、药品不良反应评价方法和报告途径。

3. 了解重点监测品种内容；信息记录的方式，药品不良反应报告的随访要求及死亡病例的调查内容。

学习引导

《药品管理法》中要求持有人应当开展药品上市后不良反应监测，主动收集、跟踪分析疑似药品不良反应信息，对已识别风险的药品及时采取风险控制措施。建立有效、畅通的疑似药品不良反应信息收集途径，开展符合法律法规要求的报告与处置活动，是药物警戒工作中的关键活动，也是持有人建设药物警戒质量保证系统需要重点考虑的内容。药品上市后的使用复杂多样，收集、报告药品上市后不良反应信息，可以广泛了解药品安全性，加深药品安全性特征的认识，促进用药安全，实现药物警戒。那么，持有人该如何建立有效的信息收集途径，怎样进行信息报告与处置呢？

本项目主要介绍药品上市后不良反应监测与报告，包括信息收集、信息处置、报告与评价。

任务一　信息收集　微课1

药品不良反应信息的收集是药品不良反应监测工作的基础，关系着企业药品不良反应工作开展的质量，是企业药物警戒活动中信息监测与报告工作的源头。持有人对于药品上市后安全性信息的收集应具有主动性，尽可能通过更多的途径、来源和形式收集疑似药品不良反应信息，建立并不断完善信息收集途径。建立主动、全面、有效的疑似药品不良反应信息收集途径，有助于企业科学地开展产品风险获益评估和合理地制定风险控制措施。

情境导入

情境描述：某患者在服用某一药品后，感到头晕、恶心，随即拨打了药品说明书上药品上市持有人的热线电话，想要咨询该不良反应是否属于正常现象，能不能继续服药。

思考：1. 企业热线电话是否属于疑似药品不良反应信息收集途径？通过热线电话需要收集哪些信息？

2. 作为电话接线员接收患者药品使用反馈时应注意哪些话术？

一、信息收集范围

药品上市后监测，需要收集药品使用过程中的疑似药品不良反应信息，即患者使用药品时出现的怀疑与药品存在相关性的有害反应，其中包括：正常用法用量下与用药目的无关的不良反应，可能因药品质量问题引起的有害反应，可能与超适应证用药、超剂量用药等相关的有害反应。禁忌证用药、妊娠及哺乳期暴露、药物无效、药物相互作用等和用药有关的有害反应也在信息收集范围内。在信息收集过程中，对于不能确定有害反应是否与药品存在相关性的信息，应该按照"可疑即报"的原则进行收集，并提交给药物警戒部门，由药物警戒人员进行评价和处置。

在收集疑似药品不良反应信息时，需要注意收集的内容有：患者信息，明确患者姓名、性别、年龄、出生日期及其他识别代码，尤其是年龄，可区分青少年、成年、老年等不同年龄组；报告者信息，提供病例资料的初始报告人或为获得病例资料而联系的相关人员，可收集有效的电子邮箱或者其他联系方式；药品信息，需了解涉及的一种或多种怀疑药品的信息；不良反应信息，怀疑与用药可能相关和可能不相关的有害反应信息均应收集。对于境内外均上市的药品，持有人应当收集在境外发生的疑似药品不良反应信息。

✎ **即学即练** --

GVP 规定，以下属于需要收集的疑似药品不良反应信息的是（　　）

A. 超剂量用药　　　　B. 禁忌证用药　　　　C. 哺乳期暴露　　　　D. 药物相互作用

二、信息收集渠道

GVP 要求，持有人应当建立有效、畅通的疑似药品不良反应信息收集途径。

药品上市后，疑似药品不良反应信息的收集途径包括：自发报告，来源于医疗机构、患者/消费者、生产/经营企业、学术文献和相关网站等；主动收集，主要是上市后相关研究，如上市后观察项目、真实世界研究项目等；反馈数据，主要源于监管机构，国家药品不良反应监测系统的反馈。

（一）医疗机构

医疗机构是药品使用的主要场所，医生、药师、护士能够与患者直接接触，通常可以在第一时间获知患者用药后的情况。因此，医疗机构是药品上市后疑似药品不良反应信息收集的主要渠道和自发报告的主要来源。持有人作为药物警戒的责任主体，应当提高药品不良反应报告的主体责任意识，主动采用日常拜访、电话及传真咨询、电子邮件等多种方式定期向医疗机构收集药品不良反应信息。

对于药品上市早期的安全性信息的收集，还可以通过设计调查问卷的形式，从更多的医护人员那里收集大量且详细的信息。

为提高信息收集的效率，企业应当加强与医疗机构的有效沟通。首先，安排足够数量经过培训的专人代表，可以是药物警戒专职人员，主动与医务人员建立沟通渠道。企业代表可以向医务人员介绍药品安全性相关信息，协助医务人员合理、安全用药，主动收集药品临床使用情况。积极向医务人员宣传企业信息收集反馈途径，设计药品使用手册或者小卡片（图 4-1），注明企业热线电话、药物警戒部电话、企业邮箱等。

××××制药有限公司药物安全报告联系卡	
联系方式	
电话：	0535-6717618-3、0535-3946511
微信：	扫一扫右侧二维码快速填报
公众号：	××××-不良反应信息反馈网
网址：	www.××××××××
报告范围：	药品正常用法用量下出现的不良反应，怀疑药品质量问题引起的有害反应，与超适应证用药、超剂量用药等相关的有害反应以及禁忌证用药、妊娠及哺乳期暴露、药物无效、药物相互作用等和用药有关的有害反应等
请第一时间了解相关信息并上报！	

图 4-1 企业小卡片

另外，由于医疗机构场所、医务人员工作性质以及医患关系的特殊性，部分医疗机构在向企业反馈药品不良反应信息时，存在担心患者信息泄露引发纠纷的顾虑。为鼓励医务人员及时上报不良反应信息，增加报告的数量，企业代表在医疗机构收集相关信息时，应当了解并遵守医疗机构相关规定，明确不良反应信息的使用范围，签订防止患者隐私泄露的保密协议。充分支持医务人员的工作，积极协助处理医疗纠纷，与医务工作者共同面对患者，减少医生上报不良反应时主观上的后顾之忧。

持有人也应当主动向医务人员传递药品安全性信息，沟通药品风险。当出现药品说明书发生修改、文献报道新的不良反应以及其他渠道获得的药品安全性信息等情况时，持有人需及时主动地反馈给医疗机构的相关医务人员，帮助医务人员提醒患者注意用药安全。企业对于医务人员上报药品不良反应的行为，尤其是首报者，可以给予适当地精神激励，比如为了增加医务人员的职业成就感，可以将报告者的姓名在药品不良反应报告里标注出来。

（二）患者和其他个人

持有人应当通过药品说明书、包装标签、门户网站公布的联系电话或邮箱等途径收集患者和其他个人报告的疑似药品不良反应信息，主动告知患者和其他个人反馈途径，加强信息收集能力，保证收集途径畅通，促进公众用药安全。

1. 企业电话收集 企业电话是患者和其他个人进行投诉或用药咨询的重要途径，也是收集患者和其他个人药品不良反应报告的重要来源。持有人可以设置不同的热线电话策略，比如：在说明书、标签、官网、企业药物安全报告联系卡等设置统一的对外信息入口，并将药品不良反应信息转接到药物警戒部门，由专人记录处理；将质量投诉、销售咨询、药物警戒反馈的咨询电话分别设置，反馈人可以直接将不同信息反馈给不同部门，药品不良反应信息直接反馈给药物警戒部门；此外，还可以通过委托的方式，由第三方公司专门管理热线电话，收集相关信息后反馈给持有人。

不论是哪种形式的热线电话，都需要注意以下几种情况。

（1）时间设置 为保持热线电话畅通，接听时间设置应该实现 7×24 小时全覆盖，工作时间应有专人负责接听，非工作时间应设置语音留言。人工接听时间可以告知患者及消费者，避免漏接。电话号码如有变更，需及时在说明书、标签以及门户网站上进行更新，主动告知其经销商、相关医疗机构、患者及消费者。

（2）接线人员设置 电话接线人员的专业技能和业务水平将直接影响反馈人对药品不良反应信息的反馈，应当对其进行专门的岗位培训。首先需要进行药物警戒相关知识培训，要求接线人员遵守企业热线电话收集药品不良反应的标准操作流程，了解本公司的产品概况，熟知药品不良反应报告的法律法规，掌握药品不良反应报告的要素和不良反应报告表填报要求，按照企业制定的热线电话接听记录表（表4-1），尽可能收集更详细的关于反馈者不良反应的相关信息。另外接线员接听时的基本话术也需要进行培训。在接收到反馈者的诉求时，接线员应当声音洪亮热情，主动询问反馈者信息，安抚对方的情绪，感谢对方的反馈，尽可能地引导反馈者提供更多的用药信息和不良反应症状，确认关键问题并提供相应的解决方法。如果问题涉及其他部门，需要第一时间进行传递，并根据热线电话接收收集信息表整理相关信息。电话接线人员设置是最好安排两人以上接听，或者建立呼叫转移功能，确保来电第一时间被处理。

表4-1 热线电话接收收集信息表

患者信息	年龄		性别		出生日期
报告者信息	来电时间		来电号码		来电类型
药品信息	名称	批号		批准文号	包装规格
不良反应信息	服药前症状	服药后症状		停药后症状	是否继续用药

（3）电话收集流程设置　持有人应该针对不同的电话收集方式，制定相应的药品不良反应收集流程。对于统一电话热线的接听员，按照要求收集信息，将药品不良反应信息第一时间报告给药物警戒部，交给药物警戒专职人员进行处理。对于药物警戒部门的专门热线，由药物警戒部门的专门接线人接听电话后，首先确定与药品不良反应是否有关，无关的信息需要反馈给其他相关部门，比如质量部、销售部或市场部等；确定为药品不良反应的信息，则需要药物警戒人员分析是否是有效信息，如果不是，则评估是否需要进行信息随访，随访后再确定是否上报。对于被委托负责接听热线电话的第三方，需要按照电话收集操作流程，将药品不良反应信息，反馈给持有人的药物警戒部处理。持有人应定期对第三方进行审计检查，确定其信息收集操作流程符合要求。

2. 邮箱收集　持有人可设置专门的公共邮箱收集疑似药品不良反应信息，指定专人定期检查公共邮箱的可用性，并将邮箱内容进行收集和整理。建立邮箱接收药品不良反应信息操作规程，制定邮箱监测人员药物警戒培训计划，确保接收到的邮箱信息能够被及时收集和处理。

（三）生产/经营企业

《药品不良反应报告和监测管理办法》要求，药品生产、经营企业应当在生产/经营过程中，开展药品不良反应监测工作。当药品上市持有人与药品生产或经营企业发生委托关系时，应当通过药品生产、经营企业收集疑似药品不良反应信息，保证药品生产、经营企业向其报告药品不良反应信息的途径畅通。

《药品管理法》规定，药品上市许可持有人可以与受托生产企业签订委托协议和质量协议，委托药品生产企业生产。但持有人作为药物警戒的责任主体，需要对药品的安全性负责，开展药品安全性信息的收集与报告。药品包装标签和说明书上按照法规要求应当注明药品生产企业的信息，因此生产企业的药物警戒相关部门可以直接接收到患者、消费者对产品使用情况的反馈，并从中发现、获取疑似药品不良反应信息。持有人应当与药品生产企业加强沟通，可以采取合同约束的方法，明确生产企业上报疑似药品不良反应信息的时限及内容要求，同步获取生产企业收集的信息。为保证信息反馈通畅，持有人可以建立生产企业反馈专线，并开展相关人员信息收集能力和上报意识的培训，定期核对信息传递数量和质量，确保信息传输完整。

药品经营企业，按照经营方式又分为药品批发企业和药品零售企业。药品零售企业将药品销售给消费者，与消费者直接接触，能够接收消费者对药品不良反应信息的反馈。药品批发企业通过与药品零售企业对接，可以获得较多的药品不良反应信息。持有人委托药品批发企业销售药品时，通过与经销商签订委托协议的方式，明确经销商信息收集和传递的职责。在合作期间，持续关注经销商的信息收集能力，对其销售人员、信息接收人员不良反应信息收集能力进行评估和培训，提高相关人员的药物警戒意识，确保所收集信息的数量和质量。另外，持有人或其经销商应确保药品零售企业知晓不良反应报告的有效方式，督促药品零售企业制定信息收集计划，并对驻店药师或其他人员进行培训，使其了解信息收集的目标、方法、内容、时限、保存和记录等要求，以提高药品不良反应信息收集的准确性、完整性和可追溯性。

（四）文献检索

学术文献是高质量的药品不良反应信息来源之一，持有人应定期对文献进行检索，并报告文献中涉及的个例不良反应。检索文献类型主要包括个案报道、病例系列、不良反应综述等。此外临床有效性和安全性研究、荟萃分析等也可能涉及到药品的不良反应。需要通过文献检索收集的个例不良反应信息，主要有不良反应个案或者多个案例的报道，如"XX 药致肝衰竭一例"或者"XX 药致过敏性休克四例"。以观察疗效为主要目的的临床观察性研究中的不良反应，一般不作为个例报告。持有人可以自己开展药品安全性信息的文献检索工作，也可以委托第三方机构来开展文献检索工作。文献检索流程如图 4 - 2 所示。

1. 检索数据库 根据持有人需求，可选择的国内文献数据库有中国知网（CNKI）、维普网（VIP）、万方数据库等；国外文献数据库有 PubMed、Embase、Ovid 等。要求持有人至少要同时进行国内外两个数据库的文献检索，也可以根据需求适当增加文献检索数据库的数量，但是一般不要随意频繁更换数据库。对于一些特定类型的药品，比如中医药。以上数据库可能无法满足文献检索需求，可以选择相应的、专业的文献数据库，如可以检索《中药文献数据库》。

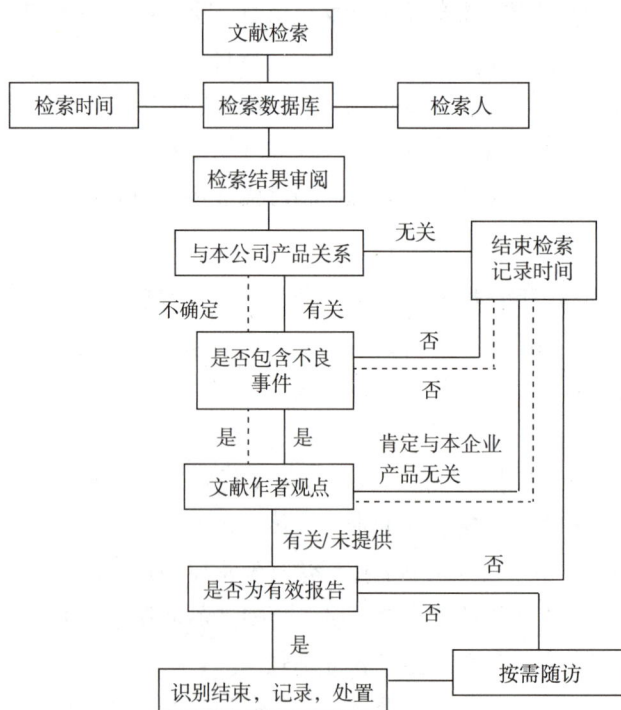

图 4 - 2　文献检索流程图

2. 检索频率 持有人应当定期对学术文献进行检索，根据品种安全性特征、产品上市时间、风险情况等确定检索频率，检索的时间范围应当具有连续性，不能间断。首次上市或首次进口五年内的新药，文献检索至少每两周进行一次；其他药品原则上每月进行一次；根据品种风险情况，也可以针对风险高的产品，每两周进行一次文献检索；低风险的产品，文献检索每月进行一次；近 5 年没有销售数据的产品，也建议每年检索一次。

3. 检索策略　不同数据库具有各自独特的检索特性和功能，需要不同的检索方式。持有人应在文献检索规程中制定合理的检索策略，确保检索结果全面，减少漏检。例如，关键词可使用药品的国际非专利名称/活性成分进行检索，或使用药品监督管理部门批准的药品通用名称、商品名称和别名组合进行检索，还可以根据药品特性添加其他索引术语和文本以增加查准率。持有人应当对检索结果进行筛选，制定文献审阅流程，判断检索到的文献是否涉及本公司产品，文献内容是否包含药品不良反应信息。

（五）互联网及相关途径

持有人可以通过发起或管理的平面媒体、数字媒体、社交媒体/平台，比如利用企业门户网站、企业微信公众号、微博、论坛等形式收集不良反应信息。一方面，在网站上发布热线电话、邮箱等反馈途径，公布完整、最新的产品说明书；另一方面，可以在网站或者微信公众号设置简单明了、通俗易懂的药品不良反应信息报告表，由报告者自行选择通过文字、图片、语音等方式填写简易的药品不良反应病例信息。安排专业人员管理相关网站，定期收集可能的药品不良反应病例。原则上不要求持有人搜索新浪微博、人民网、搜狐等外部网站，但随着社交媒体发展，外部网站也会报告一定数量的药品不良反应，所以建议持有人安排专人定期关注某些外部网站发布的药品安全性相关信息。如果持有人获知外部网站中的不良反应信息，应当评估是否要报告。持有人可以制定检索计划，定期检索，收集与本企业药品相关的药品不良反应信息。

（六）上市后研究

药品上市后安全性研究是以识别、定性或定量描述药品安全风险，研究药品安全性特征，以及评估风险控制措施实施效果为目的的研究，是疑似药品不良反应信息的来源渠道之一。上市后研究一般是非干预性研究，也可以是干预性研究，一般不涉及非临床研究，主要包括临床试验、非干预性流行病学研究、药品重点监测、患者支持项目、市场调研或其他市场推广项目等。上市后研究方法通常分为主动监测、观察性研究、临床试验。

上市后研究一般需与医疗机构合作，医疗机构需要向持有人报告药品安全性信息。在合作过程中，持有人应当制定书面的临床研究方案，参与上市后研究计划、方案制订的初始阶段，审核药品不良反应/事件报告的收集、记录和报告的合规性；明确药品不良反应/事件确认和评价标准等。其他有组织的数据收集项目的合作方一般为广告公司、基金会等，由持有人的市场部发起并负责相关数据收集。持有人可以通过合同的方式，规定合作方报告药品安全性信息的职责、上报流程和方式等。为确保信息收集的有效性和及时性，在上市后研究或数据收集项目正式开展前，持有人需要对相关单位和人员开展药品不良反应/事件报告收集的相关培训。

▍**知识链接**

患者支持项目

患者支持项目（patient support program，PSP）是药品上市后安全性研究的一种方式。项目一般由慈善机构发起，持有人以社会公益性为目的无偿为患者捐赠药品，降低患者接受治疗的经济成本。该项目一般要求申请医生填写医生理解备忘录，规定医生在项目开展中的职责和要求。申请患者需要填写知情同意书，明确项目申请条件，知晓项目终止条款，了解治疗可能发生的不良反应。持有人在项目资料中公布项目热线、项目邮箱、药物警戒部门的联系电话、邮箱等，方便患者反馈药品使用情况。

患者支持项目是为了患者的利益，以患者关怀为核心，最终惠利于病患个人，同时医药企业也能通过此类项目实现社会责任，收集药物作用和不良反应以增加研究数据，实现双赢局面。

（七）监管机构

持有人可以接收来自监管机构反馈的药品不良反应报告数据，主要途径是国家药品不良反应监测中心。医疗机构将药品不良反应报告给国家药品不良反应监测系统，持有人通过系统中持有人报告与管理平台定期、及时下载与本企业相关的反馈数据，由药物警戒专职人员做好下载记录。对反馈的报告进行规范处理，如术语规整、严重性和预期性评价、关联性评价等，并按照个例药品不良反应的报告范围和时限要求报告。

境内监管部门向持有人反馈的药品不良反应报告，主要用于持有人对产品进行安全性分析和评价。境外监管部门向持有人反馈的药品不良反应报告，符合境外报告要求的，应按境外报告处理流程向我国监管部门提交。

三、重点监测

在信息收集过程中，针对重点监测的品种，应当根据品种安全性特征加强药品上市后监测，在药品上市早期通过在药品说明书、包装、标签中进行标识等药物警戒活动，强化医疗机构、药品生产企业、药品经营企业和患者对疑似药品不良反应信息的报告意识。持有人需要对重点监测品种的信息收集渠道、收集频率、收集范围等设计专门的操作方案和记录。重点监测的品种主要有：近五年获批的创新药、改良型新药，仍处于新药监测期内的药品；首次进口5年内的药品；省级以上药品监督管理部门根据药品临床使用和不良反应监测情况要求重点监测特定药品等。

实践实训

实训10　信息收集

【实训目的】

通过本次实训，熟知疑似药品不良反应信息收集途径，学习不同途径收集方式。

【材料准备】

1. 全班分成8个组，6~7人/组，人数少的班级5~6人/组。

2. 计算机。

3. 桌签8个。

4. A4纸若干张。

5. 阅读材料：《药物警戒质量管理规范》《个例药品不良反应收集和报告指导原则》。

【任务背景】

某企业今年刚上市一款药品，为了及时了解该药品上市后的使用情况，关注药品安全性信息，采取了多种方式进行疑似不良反应信息收集。

自选一种药品，模拟通过至少三种不同的渠道收集该药品相关的不良反应信息的场景，主要包括电话收集、文献收集、医生上报等途径。

【实施步骤】

步骤一　学习材料

学习《药物警戒质量管理规范》第四章第一节和《个例药品不良反应收集和报告指导原则》，参考药品不良反应信息收集途径的要求。

步骤二　确定药品

根据任务背景，小组讨论选取一种具有代表性的药品。

步骤三　确定收集途径

选用至少三种收集途径，模拟不同收集方法开展该药品的不良反应信息收集。

步骤四　拓展思考

查阅资料，讨论文献检索时应该注意哪些检索策略，将答案上传到学习平台。

【操作要点和注意事项】

1. 每个小组要认真学习规范。

2. 掌握不同收集途径的注意事项。

3. 模拟电话收集途径，小组分工完成情景模拟视频，上传学习平台。

4. 团队共同将不同途径收集的信息整理成表格的形式进行汇报，要求如下。

（1）表格内容设计合理。

（2）收集途径要至少选取三种不同方式。

（3）信息收集内容需要满足药品不良反应信息四个元素。

任务二　信息处置 微课 2

个例药品不良反应信息的有效收集、精准记录以及迅速传递，是支撑后续开展药物警戒活动的前提。为了实现这些目标，国家药品监督管理局制定了一系列详尽的规章制度来规范个例药品不良反应的记录、传递与核实，并在操作手册中进行了深入细致的说明。

情境导入

情境描述： 某药品公司接线员接收到了一例患者咨询。患者称自己服用该公司药品 M，出现了恶心的现象，想要咨询是否为服药后引起的不良反应。接线员对患者的问题进行了解答，并详细地了解了患者的用药信息和不良反应信息，记录在热线电话接听记录表中。按照公司相关要求，接线员作为第一接收人，及时将该个例不良反应情况上报给了药物警戒部门。

思考： 接线员在个例不良反应的记录过程中，应当注意遵守哪些原则？

一、信息记录

"没有记录就没有发生"不仅适用于药品研制、生产、经营、使用活动的质量管理体系，也适用于药物警戒体系。因此，在药物警戒体系中，必须建立完善的记录制度，确保每项活动都有详细的记录，以便后续的评估和改进。同时，这些记录也是证明药物警戒活动符合相关法规和标准的重要依据。

（一）记录的方式

原始记录可以是纸质记录，也可以是电子文档、录音或网站截屏等。GVP 第一百零八条明确提出，纸质记录应当字迹清晰、易读、不易擦除；电子记录应当设定录入权限，定期备份，不得随意更改。随着信息技术的不断发展，电子记录在药物警戒中的应用将越来越广泛，逐步取代纸质记录成为主流。

不论采用何种记录手段，药品持有人均应基于记录的具体形式和用途来制定相应的管理规范，明晰记录管理的职责所在，并确立标准的记录控制方式。

（二）记录的基本原则

GVP 规定，持有人应当规范记录药物警戒活动的过程和结果，妥善管理药物警戒活动产生的记录与数据。记录与数据应当真实、准确、完整，要填写及时，保证药物警戒活动可追溯。

1. 真实性　真实性意味着数据必须准确地反映实际情况，不能有任何伪造或篡改。为了确保数据的真实性，需要确保数据的原始性，即数据是首次被记录的，或者是可以被追溯到原始信息的，不得事后整理、追记、誊抄或者无关的修订。任何对原始数据的修改或更正需要签注修改人姓名和修改日期，并保留原来的记录清晰可见，不得涂黑、涂改或重新抄写。

2. 准确性　准确性意味着信息必须是正确的、真实的、有效的和可靠的，没有错误或偏差。为了确保数据的准确性，需要采取一系列措施，如确保数据的来源可靠、使用正确的记录方法、进行数据验证和复核等。此外，对于错误或偏差，需要及时纠正，并采取措施防止类似错误再次发生。

3. 完整性　在药物警戒工作中，完整性指的是记录数据和文件必须完整，没有遗漏或缺失。设置相应的管理规程，保证整个过程的所有数据文档（包括源数据记录）的保存完整无误，确保数据链真实可靠性。

4. 可追溯性　可追溯性则意味着数据能够被追踪和追溯到其原始来源。这要求在记录数据时，应详细记录数据的来源、处理过程和结果，以便在需要时能够追溯到数据的原始信息。此外，为了确保数据的可追溯性，每次记录后都应由审核人员和记录人签名。

5. 及时性　及时性则意味着在收集、记录、传递和报告药物安全性信息时，需要尽快进行，以避免信息失真或丢失。及时性是确保数据真实性、准确性和完整性的关键。为了确保及时性，需要建立快速响应机制，如设置专门的信息收集和报告渠道，以便在第一时间获取和报告相关信息。

✎ **即学即练**

记录与数据的基本原则是（　　）。

A. 真实、准确　　　　B. 完整　　　　C. 及时　　　　D. 可追溯

（三）不同来源的信息记录

由于不同来源和途径的个例药品不良反应所需记录的内容不尽相同。因此，建议药品持有人根据具体情况，制定不同格式的记录文件，以更好地记录药物警戒活动的全过程。

1. 患者和其他个人

（1）电话和投诉　根据药品持有人的内部架构和职责分配的差异，涉及药品安全性的信息反馈可能分散至多个部门，也可能存在一个专门的部门，被授权集中处理所有与药品安全性相关的反馈。接线人员接听到来电后，要及时填写热线电话接听记录表（表4-1）。

表 4 – 1　热线电话接听记录表

第一接收人		时间		号码	
类型	□PV 报告　□用药咨询　□产品投诉　□其他				
产品信息	名称：　　　　　　　　批准文号： 批号：　　　　　　　　包装规格：				
客户信息	姓名：		性别：男□　女□		年龄：
反馈问题详情		问题解决措施		备注信息	

（2）网络平台　持有人应安排每天有专人检查其运营的网络平台（如网站、公众号、论坛），以便及时发现并处理药品不良反应报告。收到信息后应保存原始内容，然后迅速传递给药物警戒部门。药物警戒部门人员审核这些信息，填写《药品上市许可持有人药品不良反应报告表》（表 4 – 2）和《个例药品不良反应接收登记表》（表 4 – 3），再将资料交给数据录入人员处理。根据职责分配，查看人员或数据录入人员也可以先审核并填《药品上市许可持有人药品不良反应报告表》和《个例药品不良反应接收登记表》，再交给药物警戒部门或录入系统。

（3）电子邮件　持有人需定期查看接收药品不良反应报告的邮箱，频率依据业务及报告量而定。每日工作结束前 1 小时应完成最后一次查看。查看人员填写《药品上市许可持有人药品不良反应报告表》（表 4 – 2）等记录文件或在电子数据记录管理系统中进行记录，及时在《个例药品不良反应接收登记表》（表 4 – 3）中进行汇总登记，并按药品上市许可持有人内部流程处理药品不良反应报告。

表 4 – 2　药品上市许可持有人药品不良反应报告表

□严重报告　　□境外报告　　□首次报告　　□跟踪报告　病例编号 *_____
报告来源 *：　□医疗机构　　□经营企业　□个人　□文献　□研究　□项目　□其他　□监管机构

患者信息

姓名 *	性别 *	出生日期 *	年龄	国籍	民族/种族	身高（cm）	体重（kg）	联系电话

医疗机构/经营企业名称： 病历号/门诊号：	既往药品不良反应及药物过敏史　有□　无□

相关重要信息：
吸烟　有□_____　　无□　　不详□　　饮酒　有□_____　　无□　　不详□
其他过敏史　有□_____　　无□　　不详□
其他（如肝病史，肾病史，家族史）　有□　无□　　不详□

相关疾病信息（可重复）

序号	疾病名称	开始日期	结束日期	报告当时疾病是否仍存在
1				是□　否□　不详□

怀疑用药（可重复）

序号	批准文号 *	商品名	通用名称 *	剂型 *	规格	上市许可持有人/生产企业 *	产品批号	失效日期/有效期至	给药途径	单次剂量	给药频次	起	止	用药时间	治疗疾病 *	是否存在以下情况（可多选）注1	对药品采取的措施注2

1																			
2																			

注1：1-假药；2-用药过量；3-父源暴露；4-使用了超出有效期的药品；5-检测并合格的批号；6-检测并不合格的批号；
7-用药错误；8-误用；9-滥用；10-职业暴露；11-超说明书使用

注2：1-停止用药；2-减少剂量；3-增加剂量；4-剂量不变；0-不详；9-不适用

合并用药（可重复）

序号	批准文号	商品名	通用名称*	剂型*	规格	上市许可持有人/生产企业	产品批号	失效日期/有效期至	用法用量			用药起止日期		用药时间	治疗疾病*	是否存在以下情况（可多选）注1	对药品采取的措施注2
									给药途径	单次剂量	给药频次	起	止				
1																	
2																	

注1：1-假药；2-用药过量；3-父源暴露；4-使用了超出有效期的药品；5-检测并合格的批号；6-检测并不合格的批号；
7-用药错误；8-误用；9-滥用；10-职业暴露；11-超说明书使用

注2：1-停止用药；2-减少剂量；3-增加剂量；4-剂量不变；0-不详；9-不适用

相关器械：

不良反应（可重复）

怀疑药品—不良反应术语*：_____

发生时间*：_____年_____月_____日 结束时间：_____年_____月_____日 持续时间：_____（分/小时/天）

严重性* 非严重□

导致死亡□ 危及生命□ 导致住院或住院时间延长□ 导致永久或显著的残疾/功能丧失□ 先天性异常/出生缺陷□ 导致其他重要医学事件，如不进行治疗可能出现上述所列情况□

非预期* 是□ 否□

停药或减量后，反应是否消失或减轻* 是□ 否□ 不详□ 不适用□

再次使用可疑药品后是否再次出现同样反应* 是□ 否□ 不详□ 适用□

结 果* 治愈□ 好转□ 未好转□ 有后遗症□ 死亡□ 不详□

初始报告人评价* 肯定□ 很可能□ 可能□ 可能无关□ 待评价□ 无法评价□

上市许可持有人评价* 肯定□ 很可能□ 可能□ 可能无关□ 待评价□ 无法评价□

不良反应过程描述*（包括发生场所、症状、体征、临床检验等）及处理情况（可附页）：

死亡时间：_____年_____月_____日 直接死因：_____

是否尸检：是□ 否□ 不详□ 尸检结果：_____

相关实验室检查信息 （可重复）

序号	检查项目	检查日期	结果（单位）	正常值范围（低值 - 高值）
1				

妊娠报告有关信息

父/母姓名	性别	出生日期	年龄	身高（cm）	体重（kg）	末次月经时间

妊娠相关描述项（既往妊娠史，本次妊娠单胎、多胎，妊娠结局，生产方式，胎儿结局等）（可附页）：

相关疾病信息（可重复）

序号	疾病名称	开始日期	结束日期	报告当时疾病是否仍存在
1				是□　　否□　　不详□

既往用药史（可重复）

序号	药物名称	开始日期	结束日期	治疗疾病
1				

初始报告人姓名 * ＿＿＿＿＿＿＿＿＿

职业 *　医生□　　药师□　　护士□　　其他医务人员□　　消费者□　　其他□

所在单位：＿＿＿＿＿＿　　联系电话：＿＿＿＿＿＿　　电子邮箱：＿＿＿＿＿＿

事件发生国家/地区 *：＿＿＿＿＿＿　　首次获知时间 *＿＿＿＿＿＿

企业病例编码 *：＿＿＿＿＿＿　　最近一次获知时间 *（仅适用于跟踪报告）：＿＿＿＿＿＿

上市许可持有人名称 *：＿＿＿＿＿＿　　联系人 *：＿＿＿＿＿＿

电话 *：＿＿＿＿＿＿　　地址 *：＿＿＿＿＿＿

其他需要说明的情况：

表 4-3　个例药品不良反应接收登记表

序号	持有人接收日期	第一接收人	不良反应	涉及产品	报告来源	报告途径	处理人

2. 医疗机构　持有人一般采用日常拜访、电话及电子邮件等多种方式定期向医疗机构收集药品不良反应信息。日常拜访通常由销售部门人员收集。他们及时填入《医护人员面访记录表》（表 4-4），然后填写《药品上市许可持有人药品不良反应报告表》（表 4-2）和《个例药品不良反应接收登记表》（表 4-3），再按照规定时限传递至药物警戒部门。也可能通过企业热线或电子邮箱进行联系，参照患者和其他个人的方式进行信息的记录和传递。

表 4-4　医护人员面访记录表

面访受理人		面访时间		联系方式	
面访人员	□医生　□护士　□其他				
涉及产品信息	名称： 批号：		批准文号： 包装规格：		
医护人员信息	姓名：		性别：男□　女□	联系方式：	
反应问题					
解决措施					
备注信息					

3. 上市后研究　上市后研究可能涉及持有人的多个部门，因此需要制定完善的管理制度和流程，确保各部门之间保持良好的沟通。在项目计划、方案制订的初始阶段，药物警戒部门应参与其中，审核不良反应报告的可行性和合规性。持有人或第三方数据管理人员会设计病例报告表或信息收集表来收集所需数据。专门人员（如临床监查员、临床协调员等）将不良反应信息通过规定的方式传递至药物警戒部门进行报告。药物警戒部门人员填写接收登记表，并由数据录入人员做好后续报告。

4. 文献检索　持有人从文献中获得个例安全性报告时，他们不仅需要对收集到的药品不良反应信息进行详细的记录和报告，而且还必须对整个检索过程进行完整的文献检索风险记录表（表 4-5）。

表 4 – 5　文献检索风险记录表

序号	检索日期	检索人	检索策略	产品名称	是否涉及本公司产品	风险	文章题目	检索时间范围
					□是 □否			
					□是 □否			
					□是 □否			

检索出来的文献需要由专门的人员一一查看，确认提到的药品是否是本持有人的产品，是否需要按照法规要求向监管部门进行个例安全性报告的递交。审阅同时需要填写《文献处理记录表》（表 4 – 6）。

表 4 – 6　文献处理记录表

序号	企业病例编号	审阅日期	文章名称	是否涉及本持有人产品有效报告	是否报告	审阅人	备注
				□是 □否	□是 □否		
				□是 □否	□是 □否		
				□是 □否	□是 □否		

针对涉及本持有人产品并符合四要素的有效病例，审核人员或指派的相关专员会依据文献资料，为每个病例详细填写《药品上市许可持有人药品不良反应报告表》。同时，他们会在《个例药品不良反应接收登记表》中做好相应的台账记录。完成这些步骤后，审核人员会将文献原文作为第一手资料，连同《药品上市许可持有人药品不良反应报告表》一起转交给数据录入人员，以便进行后续的报告处理工作。

5. 经营企业　来自经营企业的自主上报信息，通常由销售部门、医学事务部门或其他相关人员接收。他们将经营企业人员提供的信息填写报告表，然后按照规定时限传递至药物警戒部门。

6. 监管部门　持有人应指派专门人员每日登录国家药品不良反应监测系统的持有人报告与管理平台，及时下载本企业所收到的来自医疗机构的药品不良反应报告，并确保做好相应的下载记录工作（表 4 – 7）。

表 4 – 7　国家反馈数据接收登记表

序号	反馈日期	操作人	反馈数量	下载成功数量	下载日期	未成功下载数量	未成功下载原因	备注

为了确保持有人能够及时、准确地处理和报告反馈病例，防止由于各种原因导致的迟报、漏报等问题，建议持有人设立一套完善的反馈病例报告处理跟踪机制。对于监管部门提供的个例安全性报告，持有人必须在分析评估后按规定时间上报。如果持有人认为药品并非自己所有，仅在以下两种情形下可免予报告：一是该药品在监管部门未曾注册；二是该药品已长期停产，市场上无销售。除此之外，即使持有人认为药品非自己所有，也应按公告要求上报，但在直报系统中可备注说明情况。对于确认不属于自己而无需上报的病例报告，持有人应建立未上报病例记录，并明确说明无需上报的理由。对于反馈病例报告的处理要填写《国家反馈数据处理记录表》（表 4 – 8）。

表 4 - 8　国家反馈数据处理记录表

序号	反馈码	病例编码	获知日期	产品名称	上报（是/否）	上报日期	未上报原因	操作人

二、信息的传递

GVP 规定，在原始记录传递时，应当保持信息的真实、准确、完整、可追溯。同时为确保个例药品不良反应报告的及时性，对于信息传递的时限，也做了明确且严格的规定。

（一）时限要求

GVP 规定的个例药品不良反应报告时限要求是持有人向监管部门提交报告的最低标准：严重不良反应尽快报告，不迟于获知信息后的 15 日；非严重不良反应不迟于获知信息后的 30 日；跟踪报告按照个例药品不良反应报告的时限提交。为确保合规性，持有人应建立内部信息传递规程，明确传递责任和时限，规范记录内容，避免信息遗漏或超时。

1. 信息传递的时限要求　持有人内部的信息传递时限要求很关键。不同部门和合作方都可能接收到药品不良反应的信息，他们都有责任及时传递这些信息。当销售、医学客服、临床研究等部门或合作方收到药品安全信息，应该迅速传递给药物警戒部门。持有人对不同来源自发报告传递时限要求见表 4 - 9。

表 4 - 9　持有人对不同来源自发报告传递时限要求

信息来源	信息传递要求	报告时限
电话	将报告的原始记录、电话录音等原始信息通过电子系统或规定的方式发送至药物警戒部门	24 小时内传递给药物警戒部门
邮件	转发邮件，或将电子邮件内容转换成 PDF 文档，并作为附件转发至药物警戒部门	
网络平台	将包含报告信息的原始页面截屏或打印成 PDF 文档，并标注第一接收人、接收日期等信息	
文献	操作人员将文献原文或电子版本和填写的药品不良反应报告表传递至药物警戒部门	
法律文件	在接收到的法律文件（传真、信件、诉讼文件等）上标注第一接收人、接收日期信息，并扫描成 PDF 文档，发送至药物警戒部门	
研究项目	根据方案规定，采用纸质记录或者电子数据采集系统录入原始数据，发送至临床研究部门或药物警戒部门	按方案

上市后研究的数据收集项目中研究者作为初始报告者，研究者需要评估不良反应报告的因果关系，并按照研究方案的规定及时将相关报告发送给第一接收人。之后，这些报告的传递和处理方式与其他自发报告相同。

知识链接

第一接收人

第一接收人是持有人或其委托方中，首次得知个例药品不良反应信息的个体。原始记录中需写明持有人或其委托方首次获得药品不良反应信息的具体日期，以及第一接收人的姓名和有效的联系方式。为了确保信息的准确性和可信度，规定第一接收人在得知药品不良反应时，要尽量收集全面的信息，包括患者、报告者、使用的药品和不良反应的具体情况，以确保信息的准确和可靠。

任何员工均可能成为首个接触药品不良反应信息的人员，因此一旦获悉涉及本公司产品的任何不良反应情况，不论其是否与药品直接相关，员工均有义务立即进行上报。同时，员工在接收到此类信息的初步阶段，即便尚未掌握完整详情，也应迅速将所知内容通知药物警戒部门。

2. 信息内部处理 药物警戒部门处理个例药品不良反应报告时，有一系列步骤包括接收、登记、查重、录入、质控、医学评审和递交等。如果报告有关键信息缺失或错误，持有人可能还需要进行核实随访。为确保报告的质量，保证个例药品不良反应报告时限符合法规要求，持有人应制定报告处理的管理制度，在信息传递各个流程中合理设置时间分配，如图 4-3 所示。

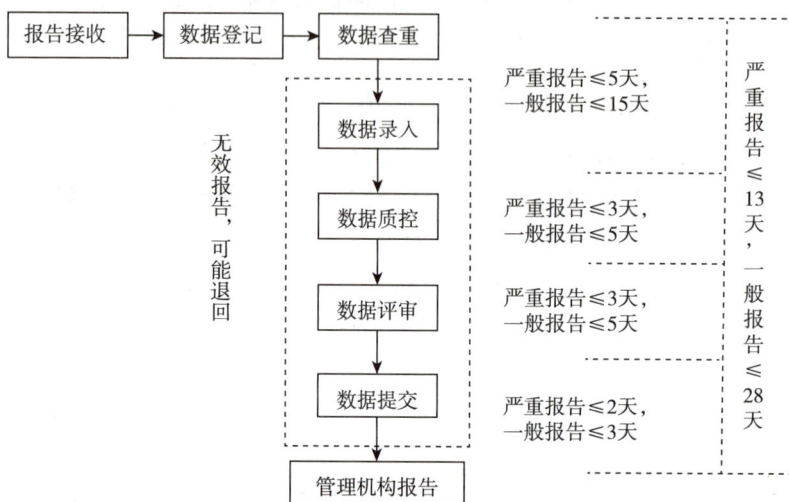

图 4-3　药物警戒部门信息传递流程和参考时限分配

当报告传递至药物警戒部门后，为确保药品不良反应报告不遗漏、不延误，药物警戒部门应定期（如每月或每两周）与相关部门核对收到的信息。任何导致向监管部门报告的延误，都应当建立偏差、进行根本原因分析并建立纠正措施和预防措施（CAPA）。

（二）数据安全保护

数据安全保护是数据管理过程中必须遵守的基本原则，数据安全保护最重要的是进行数据安全策略和流程的制订。药物警戒活动中的数据安全一方面是指数据的保密性，另一方面是指数据的完整性。

1. 人员管理 药物警戒相关信息的传递离不开人的参与。所以数据安全首先要考虑人的因素。例如培训员工保护数据，签署保密协议。邮件往来时，采用加密、安全传输协议或数字证书来避免信息被盗或篡改。

2. 电子化系统 随着技术的不断进步，数据传递方式已从传统的纸质形式逐渐转变为电子方式，迈向全面数字化和信息化的道路。为了确保数据的安全性和完整性，我们必须在电子化系统上投入更多的精力，确保系统的稳定性和经过严格的验证。

为了确保药物警戒信息的安全性和完整性，需遵循以下原则。

（1）用户管理　通过网络策略和权限设置，限制用户对网络资源的访问；使用身份认证确保只有授权用户能登录和进行关键操作；用户权限应与其职责相匹配，防止未经授权的数据更改。

（2）权限管理　无论纸质还是电子数据管理，都需制定标准操作规程（SOP）来管控权限；对不同人员或角色授予不同权限，监控并防止未授权操作；电子系统用户需拥有个人账户，操作前登录，完成后退出；密码不得共享，应定期更改，并有屏幕保护措施防止未经授权访问。

（3）数据备份 服务器数据需相互和异地备份，确保故障时能迅速切换，保证信息系统运行；数据丢失或损坏时，能迅速恢复。

（4）数据完整性和可溯源性 防止数据删除或丢失，减少系统和过程错误；系统数据与源文件应一致，任何更改需注明日期、签名和原因，同时保留原始记录。

三、信息的核实

信息核实对于准确识别药品风险和潜在风险至关重要。GVP 规定，持有人应当对收集到信息的真实性和准确性进行评估。当信息存疑时，应当核实。此外，持有人也有责任审核来自合作方的药品不良反应信息，并对其真实性和准确性负责。监管部门反馈的报告默认为具有真实性和准确性，但如果持有人认为该报告可能影响药品的整体安全性评估，也应尽量核实。信息核实的基本流程如图 4-4 所示。

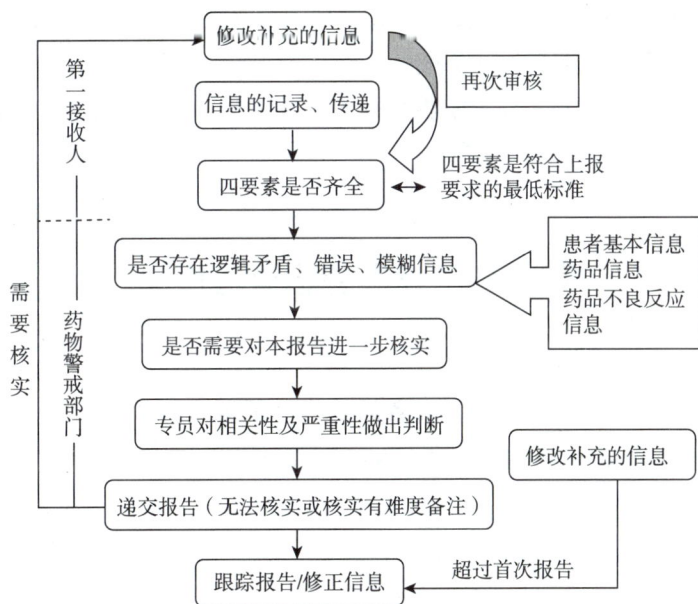

图 4-4 信息核实的基本流程

（一）核实四要素

GVP 规定，持有人向国家药品不良反应监测系统提交的个例药品不良反应报告，应当至少包含可识别的患者、可识别的报告者、怀疑药品和药品不良反应四个要素。药物警戒人员在审核原始资料时，首要任务是确认其中是否包含了所有必要的四要素。其中，患者和报告者的明确身份是验证报告真实性和可信度的重要依据。

（二）逐条核实

如果药品的不良反应满足最低报告要求，药物警戒人员需要对报告中的信息进行逐条核实，以确保信息的准确性和完整性。具体来说，药物警戒人员需要检查报告中的内容是否存在错误信息、逻辑矛盾信息或模糊不清信息。

（三）确认是否需要再核实

如果信息准确无误，他们可以做出判断并进入下一步。如果有任何疑问或不确定性，他们需要与第一接收人联系以进行进一步的核实。

（四）问题处理

一旦发现信息问题，应立即采取行动，及时跟进和核实。反馈给第一接收人进行核实和补充。所有核实和修改的记录都要保存。如果信息暂时无法核实，也要在规定时间内提交报告并说明情况。并在后续以跟踪报告的形式补充或修正信息。这样可以确保信息的真实性和准确性，并及时向上级部门报告。

（五）汇总分析

对于核实的问题进行定期汇总，采取措施以减少问题的发生。这样能确保数据的准确性，同时避免问题的重复出现。

在进行信息核实过程中，若发现项目存在问题并需要进行修改，这些修改同样属于数据修改的一部分。为了确保数据的质量和可追溯性，必须保留每一次修改的清晰记录，包括修改人的签字和修改时间。若需要进一步的解释，应明确标注修改的原因，以便后续查阅和审核。简而言之，对于任何数据修改，都应保持详细的修改记录，并注明修改原因和责任人，以确保数据的准确性和完整性。

实践实训

实训 11　信息的记录与传递

【实训目的】

通过本次实训，掌握药品不良反应信息处置的要求，学会填写《热线电话接听记录表》等记录文件或在电子数据记录管理系统中进行记录，并按照持有人内部规定的时限及时传递至药物警戒部门。

【材料准备】

1. 全班分成 8 个组，6~7 人/组，人数少的班级 5~6 人/组。

2. 计算机。

3. 桌签 8 个。

4. 热线电话接听记录表、药品上市许可持有人药品不良反应报告表、个例药品不良反应接收登记表。

5. 阅读材料：《药物警戒质量管理规范》《个例药品不良反应收集和报告指导原则》。

【任务背景】

作为药品上市许可持有人的第一接收人，某日接到消费者咨询，称其亲属长期服用本持有人的药物 A，最近出现乏力现象，询问会不会是药物引起的。在获知消费者的咨询信息后，接线人员初步判断该信息属于医学咨询，但同时消费者也反馈了服用药品后出现的不良反应，所以接线人员需要详细了解患者的用药信息和药品不良反应信息，填写热线电话接听记录表（表 4-10）并按照持有人内部规定的时限及时传递至药物警戒部门。

表 4 – 10　热线电话接听记录表

第一接收人	接线员 A	时间	20xx. xx. xx	号码	150xxxxxxxx
类型	□PV 报告　□用药咨询　□产品投诉　□其他				
产品信息	名称：药品 M 批号：20240101		批准文号：国药准字 H20240101 包装规格：0.25g，100 盒/箱		
客户信息	姓名：H		性别：男□　女□	年龄（岁）：60	

反馈问题详情	问题解决措施	备注信息
患者失眠，服用药物 M 缓解失眠症状，用药 3 天后感觉晨起头晕，四肢乏力。咨询是否由药物引起的不良反应 自述无吸烟、饮酒状况，无过敏史	安眠药常见的不良反应包括嗜睡、头晕、平衡能力下降等。老年患者服药期间应小心活动，避免摔伤。如果影响正常生活的话，要及时就医，调整用药	患者有高血压病史，长期服用硝苯地平片

　　药物警戒部门人员在接收到其他部门传递过来的个例药品不良反应报告后及时在个例药品不良反应接收登记表中进行登记，并进行药品上市许可持有人药品不良反应报告表的填写。

【实施步骤】

步骤一　学习材料

学习《药物警戒质量管理规范》第四章第二节，关于信息处置的要求。

步骤二　信息传递

明确信息传递责任和时限要求，规范记录传递的内容要求，防止信息漏报和传递超时，按照持有人内部规定的时限及时传递至药物警戒部门。

步骤三　信息登记与报告

药物警戒部门人员在接到其他部门传递过来的个例药品不良反应报告后及时在个例药品不良反应接收登记表中进行登记，并填写药品上市许可持有人药品不良反应报告表。

步骤四　拓展思考

如果是药物警戒部门人员作为第一接收人从不同途径收集到的个例药品不良反应报告，应该怎么处理？

【操作要点和注意事项】

1. 每个小组要认真学习规范。

2. 明确个例不良反应信息记录的管理要求和基本原则。

3. 明确信息传递的时限。

4. 填写药品上市许可持有人药品不良反应报告表注意事项。

（1）内容齐全，不得缺项漏项。

（2）保证所填写内容的准确性。

任务三　报告与评价　微课3

　　通过不同途径收集的单个患者使用药品发生的不良反应报告也称为个例药品不良反应报告，持有人对收集的个例报告首先应进行确认，判断该报告是否为有效报告、是否属于报告范围之内、是否为重复报告等。除此之外，持有人还应对药品不良反应的预期性、严重性和关联性进行分析评价，并将报告信息按照有关要求录入持有人安全信息数据库中，完成上述流程后再依据法规的要求向监管部门进行提交。

▶▶▶ 情境导入 ⫻⫻

情境描述：有两份个例药品不良反应报告：一份报告来自医生 A，医生 A 描述了一名成人男性患者在服用怀疑药品 M 之后发生了呕吐；另一份报告来自一位中国 C 医院的医生，报告了一名女性患者在服用怀疑药品 X 后发生了头晕的不良事件。

思考：1. 判断上述两份报告中，哪份中的医生属于可识别的报告者？

2. 持有人应当如何确认提交的个例药品不良反应报告为有效报告？

一、个例药品不良反应报告的确认

需要确认的内容主要包括是否为有效报告、是否属于报告范围之内、是否为重复报告。

（一）有效报告

如果个例药品不良反应报告中的信息无法满足全面且完整，应尽量首先满足四个元素信息（简称四要素）：可识别的报告者，可识别的患者，怀疑药品，药品不良反应。其中，"可识别"是指能够确认患者和报告者存在。如果上述四要素不全，则认为该报告为无效报告。

1. 可识别的报告者 报告者不仅是提供病例资料的初始联系人（如医生、药师），还包括提供信息的其他人。当报告者的姓名、资质、地址等信息中的某一项可获得时，即认为报告者可识别。而对于来自互联网的病例报告，若是可以提供有效的电子邮箱或者其他联系方式证实报告者的存在，也默认为报告者可识别。

2. 可识别的患者 是指当患者的姓名或姓名缩写、性别、年龄、出生日期、患者的其他识别代码等信息中的一项或几项可获得时，即认为患者可识别。需要注意，在一份个例药品不良反应报告中，患者只能有一个。

3. 怀疑药品 是指报告人认为患者使用的可能与不良反应发生有关的药品。包括一种或多种怀疑的药品。但若患者在不良反应发生时，同时服用了其他药品，但报告人认为这些药品与不良反应发生完全无关，则该类药品视为并用药品。

4. 药品不良反应 几乎所有药品都有可能引起不良反应，常见的不良反应包括药品的副作用、后遗效应、变态反应、毒性反应、继发反应、致癌致畸作用、首剂效应、停药综合征等等。其诱发的因素包括药品因素及非药品因素，药品因素主要为药品本身的毒副作用及药品之间的相互作用等；非药品因素主要是患者的个体差异如年龄、性别、体质、既往病史等。正因如此，同一药品的不良反应在不同患者身上的表现各不相同，它的发生是不可预测的。药品不良反应因果关系的判定，需要依据其实际发生的情况并结合患者当前所患疾病及用药情况进行综合分析。

✎ **即学即练** ··

一份有效的药品不良反应报告四要素应齐全，具体包括（　）。

A. 可识别的报告者　　　B. 可识别的患者　　　C. 怀疑药品　　　D. 药品不良反应

（二）报告范围

所填报的药品不良反应不只局限于合格药品在正常的用法用量下所发生的与用药目的无关的有害反应。还包括其他与用药有关的有害反应：例如服用了假药、错药或者有质量问题等不合格药物产生的反应，或是使用的药物超量及超说明书用药产生的反应，还有因药物之间的相互作用或是缺乏药物疗效、未能达到预期治疗效果而产生的反应等。

当药品不良反应与药品之间的因果关系及相关性无法确定时，要按照"可疑即报"的原则进行上报。根据《药物警戒质量管理规范》的要求，持有人应当主动、全面、有效地收集药品使用过程中的疑似药品不良反应信息。这些药品不良反应信息收集来源可包括上市后相关研究、学术文献、境外个例安全信息报告和自发报告等。

1. 来自上市后研究报告　该来源的研究报告经报告者或持有人判断不良反应与药品存在可能的因果关系后向监管部门报告。

2. 来自学术文献报告　文献报告的可疑药品如确定为本持有人产品，无论持有人是否认为药品与不良反应之间存在因果关系均需向监管部门报告，如果确定非本持有人产品的则无需报告。

3. 来自境外个例安全信息报告　不论患者的人种为何，均属于个例报告的范围。对于境外发生的非严重不良反应无须按个例报告提交，在定期安全性更新报告中汇总即可，而对于境外发生的严重药品不良反应，持有人应当通过药品不良反应直接报告系统进行提交。

4. 其他来源的报告　包括患者自发报告及监管部门反馈的报告，无论持有人是否认为药品与不良反应之间存在因果关系均需要向监管部门报告。

（三）重复报告

在收集个例药品不良反应报告过程中可能会出现因收集途径不同而导致重复报告的情况，针对此情况，持有人应对收到报告进行查重，并进行识别和确认，剔除重复报告后再进行上报。对于不能确定是否重复的报告，应及时上报。

二、个例药品不良反应报告的评价

药物警戒部门应设置专门的个例不良反应报告评价人员，对通过不同途径自主收集和不良反应监测机构反馈的每一份疑似药品不良反应报告进行分析评价。主要分析评价的内容包括：是否非预期药品不良反应（或称新的药品不良反应），是否严重药品不良反应，对药品不良反应因果关系进行判定，对信息缺失报告进行重新评价等。

（一）非预期药品不良反应评价

持有人应当对药品不良反应的预期性进行评价，预期性评价是指判定该不良反应是属于非预期的（新的）还是属于预期的（已知的）的不良反应。当药品不良反应的性质、严重程度、特征或结果与药品说明书中的术语或描述不符时，则判定为非预期不良反应。如果不能确定该不良反应是新的还是已知的时候，应按照非预期不良反应来处理。

1. 类反应　同一类药品可能存在某个或某些相同的不良反应，称之为"类反应"。但仅当在药品说明书中明确描述了该药品与同类药品一样会出现某不良反应时，类反应才能认为是已知的不良反应。但是如果该药品没有发生过某不良反应，只是在说明书中提到"已有报告同类其他药品会引起×××不良反应"，此种情况下不认为该类反应是已知不良反应。

2. 死亡结局　若某药品不良反应导致患者死亡则不应该被认为是已知的不良反应，除非其说明书中已明确描述该不良反应可能导致死亡。

（二）严重药品不良反应评价

持有人应当对药品不良反应的严重性进行评价，严重性评价是指判定该不良反应是否属于严重不良反应范畴。若药品不良反应存在以下损害情形之一应当被判定为严重药品不良反应：导致死亡；危及生命；导致住院或住院时间延长；导致永久或显著的残疾/功能丧失；先天性异常/出生缺陷；导致其他重要医学事件，如不进行治疗可能出现上述所列情况的。

1. 导致死亡 死亡病例并不能仅以单纯的临床结局为准，而是其死亡结局应与怀疑药品的不良反应之间存在直接的因果关系。如果死亡病例的不良反应并不能直接导致患者死亡或加快患者死亡进程，如轻微的头痛、腹泻等，则不能判定为严重药品不良反应。

2. 危及生命 指该药品不良反应的发生当下已经危及患者生命健康，患者存在死亡风险。并非指假设将来不良反应发展严重时可能导致死亡的情况。

3. 导致住院或住院时间延长 因药品不良反应而导致患者需要住院接受治疗或是本身住院的患者需延长住院天数的情况，而非因择期手术、非医疗原因等导致入院的情况。

4. 导致永久或显著的残疾/功能丧失 指药物的不良反应对患者的正常生活和活动造成严重不便或干扰，导致患者身体部位的永久性缺损或使患者身体功能严重受限的情况。

5. 导致先天性异常或出生缺陷 各种药物因素导致后代出现畸形、先天性功能缺陷的情况，是出生时存在的产前疾病，可能影响新生儿的生长和发育。

6. 其他重要医学事件 若某药物所产生的不良反应结果需要采取紧急的医学救治措施来预防死亡或危及生命及住院情况的发生，则该医学事件通常被视为是严重的医学事件。

（三）药品不良反应因果关系的判定

因果关系的判定又称关联性评价，是评价怀疑药品与患者发生的不良反应之间的相关性。持有人应当按照国家药品不良反应监测机构发布的药品不良反应因果关系判定标准，对药品与疑似不良反应之间的关联性进行科学、客观地评价。

1. 因果关系判定标准 根据世界卫生组织（WHO）相关指导原则，因果关系的判定分为肯定、很可能、可能、可能无关、待评价、无法评价6级（表4-11）。因果关系的判定标准应参照《个例药品不良反应收集和报告指导原则》（2018年第131号）执行。

表4-11 药品不良反应因果关系判定标准表

关联性评价	时间相关性	是否已知	去激发	再激发	其他解释
肯定	+	+	+	+	-
很可能	+	+	+	?	-
可能	+	±	±?	?	±?
可能无关	-	-	±?	?	±?
待评价	需补充材料才能评价				
无法评价	评价的必须材料无法获得				

注：1. "+" 表示肯定或阳性；"-" 表示否定或阴性；"±" 表示难以判断；"?" 表示不明。
2. "时间相关性" 表示用药与不良反应的出现有无合理的时间关系。
3. "是否已知" 表示不良反应是否符合该药已知的不良反应类型。
4. "去激发" 表示停药或减量后，不良反应是否消失或减轻。
5. "再激发" 表示再次使用可疑药品是否再次出现同样的不良反应。
6. "其他解释" 表示不良反应是否可用并用药品的作用、患者病情的进展、其他治疗的影响来解释。

（1）肯定 用药及反应发生时间顺序合理；停药以后反应停止，或迅速减轻或好转（即去激发阳性）；再次使用，反应再现，并可能明显加重（即激发试验阳性）；同时有文献资料佐证；并已排除原患疾病等其他混杂因素影响。

（2）很可能 无重复用药史，余同"肯定"，或虽然有合并用药，但基本可排除合并用药导致反应发生的可能性。

（3）可能 用药与反应发生时间关系密切，同时有文献资料佐证；但引发ADR的药品不止一种，或原患疾病病情进展因素不能除外。

（4）可能无关 ADR与用药时间相关性不密切，反应表现与已知该药ADR不相吻合，原患疾病发展同样可能有类似的临床表现。

（5）待评价　报表内容填写不齐全，等待补充后再评价，或因果关系难以定论，缺乏文献资料佐证。

（6）无法评价　报表缺项太多，因果关系难以定论，资料又无法补充。

2. 因果关系判定的原则

（1）科学　报告中的多种因素如患者既往疾病、并用药品等均可能会干扰因果关系判定，持有人应科学进行评估，不能主观盲目地将这些因素作为排除药品与不良反应关联性的理由，从而不予上报。

（2）客观　持有人在进行因果关系判定过程中不应夸大、遗漏任何信息，应基于合理的理由及证据判断药物 – 不良反应之间的相关性。

（3）从严　持有人在评估因果关系时需要充分考虑报告者的意见，因为报告者是最先掌握患者情况的人员，也是信息的第一来源。因此在提供的内容缺少必要信息的情况下，需要以尽可能保守的方式从严评估，避免遗漏需要上报的个例报告。

三、个例药品不良反应报告的提交

持有人应当按照可疑即报原则，直接通过国家药品不良反应监测系统报告从各种途径收集的药品不良反应。无论是国际指南还是我国的法规文件，对于报告提交的标准和时限都进行了规定，目的是从监管部门的角度能够快速地收集到标准化的安全性报告，用以支持监管部门对药品安全性信息的监督和管理。

（一）提交时限

报告时限以持有人首次获知该个例不良反应发生时开始计时，记为第 0 天。其中文献报告的第 0 天为持有人检索到该文献的日期；反馈报告的第 0 天为持有人直报系统反馈的日期；境外报告的第 0 天为持有人境外相关方获知的日期。

境内严重不良反应在 15 个日历日内（包括法定休息日在内的连续 15 天）报告，其中死亡病例应立即报告；其他不良反应在 30 个日历日内报告。境外严重不良反应在 15 个日历日内报告。

（二）报告类别

1. 首次报告　首次报告为持有人第一次在报告系统中提交的个例药品不良反应报告。可登录直报系统进行在线数据录入，一份完整的个例报告主要包括以下几个内容：报告基本情况、患者信息、怀疑药品、合并用药、不良反应信息、报告人评价、报告人信息等。

2. 随访报告　随访报告也称跟踪报告，是指首次报告以后，获悉其他与该报告相关的包含随访信息的报告。随访报告的填报可通过相应的随访报告模块进入在线填报页面，对需要更新的内容进行更新。提交的时限应按照实际修改后的报告类别时限进行提交。

（三）报告提交路径

个例报告在正式提交前需先依据不良反应严重程度进行优先级排序，然后将报告信息录入到持有人安全性数据库中进行高质量和及时性的处理和评估，最后进行提交。

1. 报告优先级排序　不同严重程度的报告提交时限有不同的法规要求，所以应首先对处理的优先级进行排序，比如死亡报告要优先于其他严重不良反应报告，严重不良反应报告要优先于非严重不良反应报告。一般来讲，提交时限为 15 天的报告，处理和评估工作至少要在自获知报告起的前 8 天内完成，提交时限为 7 天的报告，处理和评估工作至少要在自获知报告起的前 3 天内完成。只有这样，才能保证最终报告提交的及时性。

2. 信息录入及过程描述 在报告的信息录入过程中，持有人应对照原始记录，真实、完整、准确地在安全性数据库中进行录入和过程描述的撰写。持有人对录入的信息内容不篡改、不主观臆测，不做虚假报告，尽量获取药品不良反应的详细信息填写个例报告表（表 4-12），并规范填写药品名称、疾病名称、不良反应名称、单位名称等。不良反应名称和疾病、诊断、症状名称应参照《WHO 药品不良反应术语集》（WHOART）或《ICH 监管活动医学词典》（MedDRA）及其配套指南，如《MedDRA 术语选择：考虑要点》来确定。体征指标、实验室检查结果应与原始记录无偏差。

根据《个例药品不良反应收集和报告指导原则》，药品不良反应过程描述应包括患者特征、疾病和病史、治疗经过、临床过程和诊断以及不良反应相关信息。过程性描述的时间顺序应合理并符合逻辑，一般应按照患者所经历的不良反应的时间顺序进行描述，而不是以持有人收到不良反应信息的时间顺序描述。

表 4-12 药品不良反应/事件报告表

首次报告□　　　　　　跟踪报告□　　　　□编码：_____

报告类型：　　新的□　　　　严重□　　　　一般□

报告单位类别：医疗机构□　　经营企业□　　生产企业□　　个人□　　其他□_____

患者姓名：	性别： 男□女□	出生日期： 年 月 日 或年龄：	民族：	体重（kg）：	联系方式：
原患疾病：	医院名称： 病历号/门诊号：		既往药品不良反应/事件：有□无□不详□ 家族药品不良反应/事件：有□无□不详□		

相关重要信息：吸烟史□　　饮酒史□　　妊娠期□　　肝病史□　　肾病史□　　过敏史□　　其他□_____

药品	批准文号	商品名称	通用名称 （含剂型）	生产厂家	生产批号	用法用量 （次剂量、途径、 日次数）	用药起 止时间	用药原因
怀疑药品								
并用药品								

不良反应/事件名称：	不良反应/事件发生时间：　年　月　日

不良反应/事件过程描述（包括症状、体征、临床检验等）及处理情况（可附页）：

不良反应/事件的结果：痊愈□　　好转□　　未好转□　　不详□　　有后遗症□　　表现：_____

死亡□　　直接死因：_____　　死亡时间：　年　月　日

停药或减量后，反应/事件是否消失或减轻？　是□　否□　不明□　未停药或未减量□

再次使用可疑药品后是否再次出现同样反应/事件？　是□　否□　不明□　未再使用□

对原患疾病的影响：不明显□　　病程延长□　　病情加重□　　导致后遗症□　　导致死亡□

关联性评价	报告人评价：肯定□　很可能□　可能□　可能无关□　待评价□　无法评价□ 签名： 报告单位评价：肯定□　很可能□　可能□　可能无关□　待评价□　无法评价□ 签名：

报告人信息	联系电话：		职业：医生□ 药师□ 护士□ 其他□_____		
	电子邮箱：			签名：	
报告单位信息	单位名称：	联系人：		电话：	报告日期： 年 月 日
生产企业请填写信息来源	医疗机构□ 经营企业□ 个人□ 文献报道□ 上市后研究□ 其他□_____				
备注					

3. 医学审查 进行医学审查时，持有人不仅要对报告中药品不良反应的严重性、因果关系及预期性进行医学评价，还需从医学的角度对报告原始术语的事件编码进行审查，以确保 MedDRA 编码与事件描述一致，能够准确反映临床发生的事件；同时审查病例描述的一致性和逻辑性，以及医学内容和病例报告的完整性。

知识链接

MedDRA 编码

《监管活动医学词典》（MedDRA）是在国际人用药品注册技术协调会（ICH）主办下编制的医学标准术语集。我国《药品上市许可持有人 MedDRA 编码指南》（2022 年）指导持有人在药品不良反应报告时，使用 MedDRA 编码用于描述"疾病名称""不良反应术语""检查项目"等相关医学术语。编码是报告处理中至关重要的环节，可直接影响医学评估的准确性。

在进行编码前，需对"不良反应术语"等数据项进行规整，整理出需要编码的"原始报告用语"，再根据《MedDRA 术语选择：考虑要点》选择恰当的低位语（Lowest Level Term，LLT）。选择 LLT 时，应查看上一层级结构，首选语（Preferred Term，PT）层级、高位语（High Level Term，HLT）、高位组语（High Level Group Term，HLGT）和系统器官分类（System Organ Class，SOC），以确保报告用语反映准确。

4. 质量审核 持有人可以安排质量审核员检验录入安全性数据库信息的准确性和完整性，并记录审核的结果。审核员首先应对报告的优先级以及截止日期进行审核，确保能够满足不同类型报告提交的时限要求。在此过程中，审核员还应确保报告信息被正确上传，过程性描述的内容正确无遗漏，语言描述的逻辑性和事件发生的时间顺序性清晰合理，若在质量审核中发现报告中有明显错误或内容缺失的情况，质量审核员需要对错误信息进行更正，并对缺失的内容通过随访获得补充后再予以更新。

5. 报告正式提交 对报告进行质量审核后，可进行最终提交。若提交时系统提示执行数据的必填项，需按照提示逐条修改直至成功提交。提交成功后，可预览完整的提交报告并进行在线打印或保存，作为提交记录进行后续存档。

四、个例药品不良反应的随访和调查

（一）个例药品不良反应的随访

当持有人首次获悉某个例药品不良反应时，报告中的信息可能有不完整或重点信息缺失的情况，包括信息内容的真实性也需验证。此时需要持有人对缺失的信息进行随访。我国法规明确要求，持有人应当对严重药品不良反应报告、非预期不良反应报告中缺失的信息进行随访。如若持有人认为某个例不良反应是有价值的，也可视情况进行随访从而获取更全面、完整的信息。

进行随访的优先顺序一般为：非预期且严重不良反应病例为最优先级，其次是其他严重不良反应病例，最后是非预期且非严重不良反应病例。除此之外，一些具有特殊重要性的病例报告也应作为优先随访的对象，如监管部门要求关注的以及可能导致说明书修订的病例。

1. 随访执行　随访工作可由第一接收人或药物警戒专员完成，随访可依据不同的情况采用不同的方式进行，如发送电子邮件、信函、拨打电话、现场访视等方式。期间需要留有完整的随访记录，记录中的内容需大致涵盖随访和被随访人的姓名、随访的时间、随访的方式、随访的内容及结果等。若随访失败，应对失败原因进行记录。

2. 随访信息处理　随访信息的录入、处理、审查、质量审核、递交流程与首次报告一致，但应将报告类型从首次报告变更为跟踪（随访）报告。

3. 随访时限　随访应当在接收到报告后发现有信息缺失的情况下尽快完成，确保不延误首次报告的提交。但若随访信息无法在首次报告提交时限内得到，可先提交首次报告，再将信息补充至首次报告中提交跟踪报告。但此时需注意，随访信息的补充，可能会使报告的类别产生变化，比如非严重不良反应报告变为严重不良反应报告，此时跟踪报告提交时限应按照严重不良反应报告的提交时限进行上报。

4. 随访终止　依据我国《个例药品不良反应收集和报告指导原则》中，有以下情形之一的，可终止随访：从报告者处已获取充分信息；报告者明确没有进一步信息或拒绝随访；两次随访之后没有新的信息，并且继续随访也无法获得更多信息；不同日期3次以上均联系不上报告者；邮件、信函被退回且没有其他可用的联系方式。

（二）死亡病例的调查

死亡病例属于药品严重不良反应范畴，持有人应按照国家法规要求进行死亡病例的调查，并提供相关的调查材料。

1. 调查内容　调查内容包括针对死亡病例的调查、医疗机构的调查以及其他相关内容的调查。死亡病例的调查一般包括死亡病例的一般情况、药品使用情况以及不良反应发生情况。医疗机构的调查一般包括医疗机构的基本情况，药品的存储条件及配液环境、怀疑药械购入及使用情况以及既往发生的类似不良反应情况。除对上述内容调查外，还应依据实际情况收集如怀疑药品包装、说明书，死亡病例原始病历、输液单、尸检报告以及药品检验报告等。

2. 调查时限　持有人应在获知的死亡病例后的15个日历日内完成调查报告的撰写，持有人需将获知死亡病例的时间及方式、不良反应的发生情况及治疗全过程、同批次的药品质量控制情况等写入报告中。并对怀疑药品与死亡病例的相关性进行评估，对死亡病例进行综合分析。撰写完成后上报相关药品监管部门。

五、药品群体不良事件报告

药品生产、经营企业和医疗机构发现药品群体不良事件后，会立即上报所在地的县级药品监督管理部门、卫生行政部门和药品不良反应监测机构，同时填写《药品群体不良事件基本报告表》（表4-13），其中还需对每一病例进行《药品不良反应/事件报告表》的填写，通过国家药品不良反应监测信息网络报告。

当持有人获知药品群体不良事件后需立即开展调查，并在7日内完成调查报告。持有人需详细了解药品群体不良事件的发生情况、药品使用情况、患者诊治过程以及既往药品整个生命周期过程中发生的类似不良事件等情况。同时迅速开展自查，分析事件发生的原因，必要时暂停药品生产、销售和使用并召回相关药品，并报所在地省级药品监督管理部门。

表 4 – 13　药品群体不良事件报告表

发生地区：		使用单位：		用药人数：	
发生不良事件人数：		严重不良事件人数：		死亡人数：	
首例用药日期：　年　月　日			首例发生日期：　年　月　日		

怀疑药品	商品名	通用名	生产企业	药品规格	生产批号	批准文号

器械	产品名称	生产企业	生产批号	注册号

本栏所指器械是与怀疑药品同时使用且可能与群体不良事件相关的注射器、输液器等医疗器械

不良事件表现：

群体不良事件过程描述及处理情况（可附页）：

报告单位意见	
报告人信息	电话：　　　　　　　　　　电子邮箱： 签名：
报告单位信息	报告单位： 联系人：　　　　　　　　　　电话：

实践实训

实训 12　审查个例药品不良反应报告表

【实训目的】

通过本次实训，掌握个例药品不良反应报告的填写，了解个例药品不良反应报告评价的方法和原则，同时具备独立审查个例药品不良反应报告的能力。

【材料准备】

1. 全班分成 8 个组，6~7 人/组，人数少的班级 5~6 人/组。

2. 个例药品不良反应案例若干。

3. 药品不良反应/事件报告表。

4. 阅读材料：《药物警戒质量管理规范》。

【任务背景】

药物警戒部门指派专门人员每日登录国家药品不良反应监测系统的持有人报告与管理平台，及时下载本企业所收到的来自医疗机构的药品不良反应报告，做好相应的下载记录工作，并对下载的报告进行分析和评估。近日，有 10 份来自医疗机构的药品不良反应报告，需要药物警戒部门分析报告的有效性。

【实施步骤】

步骤一　学习材料

学习《药物警戒质量管理规范》第四章第二节、第三节，关于报告的评价与提交相关内容。

步骤二　明确报告有效性评价标准

通过学习，了解什么样的药品不良反应报告属于有效报告。

步骤三　分析与评估

按照 GVP 要求，对所报告的有关药品不良反应进行相关评价与分析。判断是否为有效报告、是否为严重不良反应报告、对因果关系进行关联性判定。确定是否需要在药品上市许可持有人药品不良反应直接报告系统上报。

步骤四　拓展思考

若收集到的自发不良反应报告中有相关信息的缺失如患者年龄、性别、既往病史等未知，但已知该个例不良反应报告中的不良反应为新的非严重不良反应。请问此时持有人是否需要进行必要的报告缺失信息的随访？

【操作要点和注意事项】

1. 每个小组要认真学习规范。

2. 明确药品不良反应报告的评价方法。

3. 明确严重药品不良反应的判定。

4. 明确药品与不良反应之间因果关系的判定。

目标检测

答案解析

一、A 型题（以下每道题下面有五个备选答案，请从中选择一个最佳答案）

1. （　）应当主动开展药品上市后监测，建立并不断完善信息收集途径。

　　A. 持有人　　　　　B. 质量负责人　　　　　C. 药物警戒负责人

　　D. 企业负责人　　　E. 质量经理

2. 文献检索，要求国内外文献至少要同时检索（　）个数据库。

　　A. 1　　　　　B. 2　　　　　C. 3

　　D. 4　　　　　E. 5

3. 对于监管部门反馈给持有人的个例安全性报告，持有人均应进行分析评价之后按照规定的时限进行上报，只有（　）情况下可以不报告。

　　A. 在监管部门未注册过此品种

　　B. 长年未生产过该品种，市场上不可能有销售

　　C. 持有人认为非本持有人品种

　　D. A、B 均正确

　　E. A、B、C 均正确

4. ADR 关联性评价的结果包括（　）。

　　A. 无法评价、待评价、可疑、条件、很可能、肯定

　　B. 无法评价、待评价、可疑、可能、很可能、肯定

　　C. 无法评价、待评价、可能无关、可能、很可能、肯定

　　D. 无法评价、待评价、条件、可疑、可能、很可能、肯定

E. 无法评价、待评价、否定、可疑、条件、很可能、肯定

5. 境内严重不良反应在 15 个日历日内报告，其中死亡病例应（　　）。

A. 立即报告　　　　　　　B. 3 日内报告　　　　　　C. 5 日内报告

D. 7 日内报告　　　　　　E. 10 日内报告

二、X 型题（以下每道题下面有五个备选答案，请从中选择所有正确的答案）

1. 疑似药品不良反应信息，收集途径包括（　　）。

A. 医疗机构　　　　　　　B. 上市后相关研究　　　　C. 学术文献

D. 企业热线　　　　　　　E. 经营企业

2. 持有人对个例药品不良反应的记录可以采用（　　），针对不同的记录方式采用不同的管理要求，以保证全过程信息真实、准确、完整和可追溯。

A. 纸质　　　　　　　　　B. 电子　　　　　　　　　C. 纸质、电子注册等多种形式

D. 录音或网站截屏　　　　E. 用便签记录

3. 生产企业对于已确认发生严重不良反应的药品，为减少和防止不良反应的重复发生可采取的措施包括（　　）。

A. 将药品不良反应及时告知医务人员、患者和公众

B. 采取修改标签和说明书

C. 暂停生产、销售、使用

D. 对药品进行召回

E. 申请注销其批准证明文件

三、问答题

1. 电话收集药品不良反应信息时有哪些注意事项？

2. 如何确保信息传递过程中的安全保护？

书网融合……

| 重点小结 | 微课 1 | 微课 2 | 微课 3 |

项目六　风险识别与评估

PPT

学习目标

1. 掌握信号检测的方法、信号评定及信号评价，风险分析的影响因素，风险特征及风险类型判定。

2. 熟悉信号检测频率的确定，药品风险特征的描述，风险分类评估的管理及控制措施。

3. 了解计算机辅助信号检测方法，风险等级的划分方法，上市后安全性研究相关要求。

学习引导

《药品管理法》规定：药品上市许可持有人应当制定药品上市后风险管理计划，主动开展药品上市后研究，对药品的安全性、有效性和质量可控性进行进一步确证，加强对已上市药品的持续管理。药品上市后的风险管理不仅关系到患者的用药安全和健康，还关系到企业产品生命周期的延续。在风险管理的质控过程中，信号检测是发现新的药品安全风险的重要途径。以防控风险为目的，开展有效的风险信号识别和评估活动是持有人开展药物警戒的关键活动。持有人应该如何开展信号检测及风险评估呢？

本项目主要介绍药品上市后风险的信号检测、风险识别和风险评估的内容和方法。

任务一　信号检测 🅔 微课1

药物警戒的关键和重点是药品风险管理，风险管理的基本流程是风险的监测、识别、评估和控制。风险监测是收集药品不良反应及其他与用药安全有关的有害反应信息。风险识别需要对收集来的信息妥善利用，从中发现可能危害公众安全用药和身体健康的问题。为做好信息的利用，GVP规定持有人应当对各种途径收集的疑似药品不良反应信息开展信号检测，及时发现新的药品安全风险。

GVP定义的信号是指来自一个或多个来源的，提示药品与事件之间可能存在新的关联性或已知关联性出现变化，且有必要开展进一步评估的信息。信号检测是指利用任何来源的事件数据寻找和（或）识别信号的行为。在药物警戒工作中，信号检测主要包括信号检测方法的选择、信号检测频率的确定、信号评价等内容。

情境导入

情境描述：某持有人在开展药物警戒活动中，通过各种途径收集疑似药品不良反应信息后，按照GVP要求，对这些信息开展信号检测，以便及时发现新的药品安全风险。

思考：1. 持有人为做好信号检测工作需要考虑哪些因素？

2. 信号评价可通过哪些途径获取相关证据信息？

一、信号检测方法的选择

GVP 明确提出，持有人应当根据自身情况及产品特点选择适当、科学、有效的信号检测方法。信号检测方法可以是人工检测方法，也可以是计算机辅助检测方法。

（一）人工检测方法

人工检测方法指由专业检测人员对可疑的药品不良反应病例报告进行人工审阅，利用专业知识对药品安全信号进行识别。人工检测方法是信号检测的主要方法，医学知识是人工信号检测的必备技能。具体包括个例药品不良反应报告审阅、病例系列评价、病例报告汇总分析等。

1. 个例药品不良反应报告审阅　是指通过审阅和评价单个药品不良反应病例报告，发现药品安全信号。经过专业培训的信号检测人员进行个例药品不良反应报告做审阅时，报告中提供的一些临床信息可被识别为一个潜在信号。因此，个例药品不良反应报告审阅通常需要结合药品不良反应监测和报告活动同步开展。

2. 病例系列评价　是指通过对特定周期（如月、季度等较短周期）内出现的相同或类似药品不良反应病例报告的集合开展描述和分析来发现药品安全信号。通常情况下，一个单一的药品不良反应病例报告不能形成信号，但通过周期性积累的多个报告病例的集合常用来提示一个新的或严重的事件出现，为进一步探索和确认信号提供线索。病例系列评价是发现潜在信号很好的基础性工作。

3. 病例报告汇总分析　是指通过定期对收到的不良反应报告进行汇总分析来进行人工信号检测。一般情况下，当个例不良反应报告量相对较大，或系列评价的病例报告信息不足时，可采用本方法来发现信号。

除药品不良反应报告之外，检测信号的来源或途径还包括文献、临床前研究、临床研究、媒体、互联网信息、药品监管部门的要求等。

✎ **即学即练** --

信号检测时，信号的来源不包括（　　）。
A. 药品不良反应报告　　　B. 研究文献　　　C. 安全性研究
D. 药品不良反应聚集性事件　　　E. 药品广告

（二）计算机辅助检测方法

计算机辅助检测方法指将统计学算法嵌入药品不良反应数据库中，通过设置一定的数据挖掘算法，对由计算机自动产生信号的检测方式。随着全球各国药品不良反应数据库的建成，数据规模不断扩大，如果单独运用人工检测方法，一些安全信号可能会漏检或检出滞后。计算机辅助的数据挖掘可以更加便捷高效地检出一些信号。常用方法包括频数方法和贝叶斯方法，两种方法均是基于不相称测定原理，即比较观测报告数与期望报告数比值以此来进行信号的确定。

1. 频数方法　该方法是将复杂的安全性数据库整理为以药品不良事件组合为分析单位的四格表（表 4-14）。统计的四格表被广泛用于药物安全之中，是各种相关性计算方法的基础。其中，A 为目标药品的目标不良反应报告数，B 为目标药品的其他不良反应报告数，C 为其他药品的目标不良反应报告数，D 为其他药品的其他不良反应报告数。

表 4-14　药品/不良反应四格表

	目标不良反应	其他不良反应
目标药品	A	B
其他药品	C	D

从表格中可以发现药品与不良反应有无关联或关联的强弱，也可以计算出反应关联强度的各种统计学指标。最常用的频数方法是比例化报告比值比法（proportional reporting ratio，PRR）和报告比数比法（reporting odds ratio，ROR）。通常将某一种方法计算指标的置信区间下限与阈值比较，作为信号检测的依据，如果某种药品与不良反应之间的计算结果大于所规定的阈值，则提示生成一个信号。常用的分析指标见表4-15。

表4-15　常用的分析指标

指标	计算公式	概率解释
比例化报告比值比（PRR）	A（C+D）/C（A+B）	Pr（目标不良反应/目标药品）/Pr（目标不良反应/非目标药品）
报告比数比（ROR）	AD/BC	Pr（目标不良反应/目标药品）Pr（非目标不良反应/非目标药品）/Pr（非目标不良反应/目标药品）Pr（目标不良反应/非目标药品）
信息成分（IC）	Log_2 A（A+B+C+D）/（A+C）（A+B）	Log_2 Pr（目标不良反应/目标药品）/Pr（目标不良反应）

2. 贝叶斯方法　是一种运用贝叶斯统计原理进行信号生成的方法。由世界卫生组织乌普萨拉监测中心于20世纪90年代首次应用于信号检测中，该方法具有稳定、灵活的优点。主要的贝叶斯方法包括贝叶斯可信传播神经网络法（bayesian confidence propagation neural network，BCPNN）和多项伽马-泊松分布缩减法（multi-item gamm poisson shrinker，MGPS）。

BCPNN法主要是计算出IC值。在信号检测时，IC值可以反映药品与不良反应发生之间联系的强弱，如果IC>0，说明可疑药品与可疑不良反应发生之间存在某种联系。MGPS法主要是计算出经验贝叶斯几何均数EBGM（empirical bayesian geometric mean），其计算原理与IC值相似，最后得到EBGM的95%置信区间，其下限用EB05（经验贝叶斯几何均数95%可信下限）表示，如果EB05>2，则提示生成一个信号。

信号检测应结合自身条件和特点选择合适的检测方法。如果报告数量少、信息化技术力量弱，可选择人工检测方法，但要注重信号检测人员的选择和素质培养。反之，可考虑计算机辅助检测方法。但是，计算机辅助信号检测仅是一种辅助方法，不能完全替代人工信号检测，两种检测方式相结合才能更有效地发现风险。

▎**知识链接**

不相对称性测定

不相对称性测定是目前唯一用于鉴别药品不良事件的数据发掘技术，即测定数据库中数据分布的"不对称"或"不均衡"。药品安全数据的不相称测定以药品不良反应报告数据库中某药品与某事件联系在一起被报告的次数作为依据，调查该药品与该事件之间的统计学联系，定量评价相对频率。如果数据库中某特定药品-事件组合的报告率与以整个数据库的报告为背景相比出现不对称，并达一定的标准，就认为有可能是信号。

目前，多个国家和地区已使用了这一技术。我国已建立了药品不良反应监测数据库，具备了新技术数据挖掘的条件。

二、信号检测频率的确定

信号检测是一个不间断的系统过程，具有周期性。常用信号检测工作周期有周、月、季度、半年度、年度等，可以根据不同品种和工作内容选用合适的信号监测频率。信号检测频率的设定可以参考安全信息的收集、个例报告评价和提交、定期安全性更新报告撰写等工作的周期设定。此外，影响信号检测频率的主要因素有药品上市时间、药品特点和风险特征等。

（一）药品上市时间

随着药品上市时间的变化，对产品安全性的认知也不断深入，药品安全性信息的来源以及信号检测方法的侧重也会发生变化，信号检测的频率也应适当进行调整。在药品上市的不同阶段可以设定不同的检测频率（表4-16）。在药品上市早期阶段，为观察新药上市的安全风险，信号检测频率可以偏短；在药品上市三~五年左右，可以适当延长检测频率；在药品上市五年以后，随着对药品安全性认知的成熟，新的安全信号出现概率降低，信号检测可显著拉长。

表4-16　不同上市时间的信号检测频率设定

上市时间	频率设定
早期阶段	短周期（2周到1个季度）
上市后（3~5年内）	延长周期（半年或一年）
上市后（5~10年）	长频率

（二）药品特点

药品在上市前研究过程、审批程序、上市后的使用情况等不同生命周期中面临着不同特点的药品安全性问题。针对不同特点的药品设置合理的信号检测频率，有利于信号检测的及时性和科学性。

1. 创新药、改良型新药　此类药品上市前临床病例少，缺少用药经验，药品安全性的认知较少，需要提高信号检测的频率，从而及时发现各种类型的不良反应，特别是严重的和罕见的不良反应。

2. 特殊程序批准的药品　该类药品在尚未满足常规上市注册的全部要求，由于因临床亟需等原因而批准上市，其安全性认知更少，需要上市后继续开展相应的安全性研究。该类药品需要缩短信号检测的周期，以保障患者用药安全。

3. 销量大、用量广的药品　该类药品应结合上市时间和安全性特征来确定信号检测频率。如抗生素类注射剂、大规模紧急使用的疫苗等，要根据销量和使用范围的增大，提高信号检测的频率。

4. 特殊人群用药　在临床试验上，针对妊娠期、哺乳期、婴幼儿、老年人或者肝肾功能不全者等特殊人群的药品安全性数据一般是缺失或者不全的。药品在上市后广泛用于特殊人群的，要加大信号监测频率，关注特殊人群用药安全。

（三）风险特征

药品的风险特征主要包括药品风险的发生频率、严重程度、可预防性等。根据药品风险特征，需要提高信号检测频率的品种有：单位时间内不良反应报告数量快速增长的品种，具有潜在严重风险或发现安全性信号的品种，可能引起监管部门或社会关注的品种，容易出现质量问题的品种，频繁出现用药错误的品种，理化性质不稳定的品种以及容易出现中毒反应的品种等。对于安全性特征已经较为明确且报告数量稳定的品种，可以适当降低信号检测频率。

除了上市时间、药品特点、风险特征外，信号检测的频率还受工作模式、检测方法等多种因素影响。对于省级及以上药品监督管理部门或药品不良反应监测机构要求关注的其他品种等，应当增加信号检测频率。

三、信号评价

信号评价即对检测出的信号开展评价，综合判断信号是否已构成新的药品安全风险。信号评价前需要进行信号确认，并对信号优先级进行排序。

（一）信号确认

信号确认即对检测到的信号进行初步的验证，以确认是否需要开展进一步的评价。信号检测过程中可能出现假的或无价值的信号，尤其是通过计算机挖掘方法开展信号检测，可能产生一些假阳性信号。

在开展信号评价前，需要进行一些简单排除工作，剔除大部分假信号，减少信号评价的工作量。比较有效的信号确认方法是对检测到的信号以及支持信号产生的原始数据进行人工审阅，依靠经验或辅以简单的信息查询来排除那些明确的假信号。

与剔除假信号相反，在开展信号检测时，有些信号应当重点关注。GVP 中规定需要予以重点关注的信号主要包括：

1. 药品说明书中未提及的药品不良反应，特别是严重的药品不良反应。该类信号主要由于对药品安全性认识的不足，可能是上市时间短或临床病例少等原因，药品研究尚未发现的严重不良反应。

2. 药品说明书中已提及的药品不良反应，但发生频率、严重程度等明显增加的。该类信号可能已被发现，但由于其他原因导致信号叠加或增强，可能会产生新的信号，也可能是信息失真导致的。

3. 疑似新的药品与药品、药品与器械、药品与食品间相互作用导致的药品不良反应。药品与药品、药品与器械、药品与食品的合并未纳入临床试验的要求中。在临床治疗中，存在合并使用，就可能导致相互作用产生。尤其是与新品种的合并使用，这些情况都可能出现新的相互作用从而导致不良反应的发生。

4. 疑似新的特殊人群用药或已知特殊人群用药的变化。由于临床试验的局限性，缺少特殊人群如肝肾功能障碍、孕妇、哺乳期妇女或儿童的相关研究资料。在临床治疗过程中，这些特殊人群的用药经验属于重要的缺失信息，在信号检测过程中需要关注。

5. 疑似不良反应呈现聚集性特点，不能排除与药品质量存在相关性的。出现此类信号持有人应高度关注，及时分析调查。当高度怀疑与药品质量相关时，应立即启动相关应急工作程序。

（二）信号优先级判定

通过信号检测和验证，如果同一个产品同时发现了多个信号，或者多个产品在同一时间段先后发现了信号，考虑到评价资源的限制，就需要对信号的优先级进行排序。

信号优先排序的基本原则是：对于可能会影响产品的获益－风险平衡，或对公众健康产生重大影响的信号予以优先评价。GVP 中指出信号优先级判定可考虑的因素包括：

1. 药品不良反应的严重性、严重程度、转归、可逆性及可预防性。如果信号涉及严重不良反应，或不良反应的严重程度较高，转归差（如出现后遗症或死亡），或可能造成不可逆的损害，无有效预防手段，此类信号应当优先予以评估。

2. 患者暴露情况及药品不良反应的预期发生频率。此类信号主要来自患者暴露量大（如产品销量大或非处方药）以及收集到药品不良反应报告例数远高于该适应证人群中的基础发生率，此类信号应当优先予以评估。

3. 高风险人群及不同用药模式人群的患者暴露情况。此类信号来自药品说明书提示的高风险人群（如禁用、慎用人群）、缺乏安全性数据的人群（如妊娠期妇女、哺乳期妇女、儿童、老年人等），或者信号来自药物滥用、患者不按医生的处方使用药物，此类信号应当优先予以评估。

4. 中断治疗对患者的影响以及其他治疗方案的可及性。如果中断治疗或者没有其他可替代的药物或治疗手段，可能对患者健康带来严重后果，其风险信号都应当优先予以评估。

5. 预期可能采取的风险控制措施。初步的信号确认过程认为该信号很可能是一个重要风险，有可能需要进一步采取暂停销售、药品召回等措施，此类信号应当优先予以评估。

6. 适用于其他同类药品的信号。信号涉及不止一个产品，而是一类产品。这种情况下，信号也考虑优先予以评估。

（三）信号评价的依据

信号经确认和优先排序后，需要进一步的分析评价，以判断信号是否已构成新的药品安全风险。要将信号升级成为风险，需要找到证据来证明药品与事件之间的相关性或可能的相关性。这些证据的信息来源主要包括：

1. 个例药品不良反应报告 这些信息既有来自医疗机构、药品生产经营机构以及患者，也有来自学术文献、上市后研究等多种途径，也包括药品不良反应监测机构反馈的报告。

2. 临床研究数据 药品安全性相关的各类临床研究是信号评价的重要参考信息。这些信息来自临床研究的个例报告或多项临床研究的汇总分析。

3. 文献报道 主要通过公开发表的文献、会议摘要、学术论文集以及其他未公开发表的文献中有关药品安全性的报道的信息。

4. 有关药品不良反应或疾病的流行病学信息 主要通过听取流行病学专家的意见，并考虑通过开展主动监测的方式获取更多信息。

5. 非临床研究信息 包括动物实验、体外研究、毒性研究等，解释事件发生的生物学的合理性，以及提示证据的一致性。

6. 医药数据库信息 主要通过数据库文献检索的方式获得相关信息，如国内的中国期刊全文数据库、万方数据库、维普数据库，国外的 Pubmed、Embase 数据库等。

7. 药品监督管理部门或药品不良反应监测机构发布的相关信息 药品监督管理部门或药品不良反应监测机构会发布的药品安全性警示信息，这些信息也可以为信号评价提供有价值的证据。

当综合现有的信息仍不足以对信号做出有意义的判断，可考虑通过开展药品上市后安全性研究等方式获取更多信息。

（四）信号评价的结果

安全信息经评价后，可呈现三种情况，分别为确定信号、不确定信号和否定信号。

1. 确定信号 是药物的已识别风险，即有充分证据表明信号与药品之间存在关联性，如在临床试验或流行病学研究中出现的不良反应与对照组相比，差异性较显著，能够证明因果关系。对确认信号需要采取进一步措施，如制定药物风险沟通和风险最小化方案。

2. 不确定信号 是药物的潜在风险，即信号与药品之间可能存在相关性，但相关正确不足或不能证实，如来源于自发性不良反应报告系统中的特定医学事件。对不确定信号需要制定后续方案，如收集更多的不良反应报告、补充相关证据等。

3. 否定信号 也称已反驳信号，即信号经评价与药物风险无关，不需要采取行动。

四、聚集性信号的处置

药品不良反应监测中，如果出现同一持有人的同一批号（或相邻批号）的同一药品在短期内集中出现多例临床表现相似的疑似不良反应，呈现聚集性特点的，即聚集性信号。

安全性信号检测过程中，发现报告数量异常增长或者出现批号聚集性趋势，应予以重点关注，进行调查研究，分析该批次药品是否存在质量问题，必要时应向监管部门报告。

实践实训

实训 13　信号检测方法和流程

【实训目的】

通过本次实训，掌握信号检测的方法，熟悉信号评价的流程和评价标准。

【材料准备】

1. 全班分成 8 个组，6~7 人/组，人数少的班级 5~6 人/组。

2. 计算机、网络。

3. 桌签 8 个。

【任务背景】

药物警戒部门在半年内收到关于某药品 A 的 3 例相似的严重不良反应报告。根据企业的《药品不良反应数据处理及安全性信号检测标准操作规程》，对 3 例药品不良反应报告进行汇总分析，评估是否属于一个信号。

【实施步骤】

步骤一　明确信号评价标准

认真学习，了解判断一个信号的标准和方法。

步骤二　分析案例

分析 3 例药品不良反应报告中的不良反应症状是否相同，在药品说明书有没有标明，判断是否属于一个信号。

步骤三　查阅文献

通过中国知网等数据库，对相关文献进行检索，并汇总分析，对相关信号进行初步评价。

步骤四　信号评价结果

通过信息收集、信号确认和信号评价的过程，分组讨论并给出信号评价的结论。

【操作要点和注意事项】

1. 每个小组要对查询到的药物警戒信息进行汇总分析。

2. 对药品安全信息检索时，要使用 1 个以上专业数据库，推荐但不特定中国知网数据库。

3. 画出信号检测过程的流程图。

任务二　风险评估 ⓔ微课2

风险评估是风险管理的重要环节，是全面了解风险的特征和影响因素，为后续风险管理决策提供科学依据。风险评估指是在风险识别的基础上，采用定性或定量分析方法，判断风险的重要程度和缓急程度，估算风险对目标的影响，并以某种方式对风险进行分级。风险评估包括风险识别、分析、评价的过程，评估内容包括风险影响因素的分析、风险特征的描述、风险类型的判定以及评估等。风险评估应贯穿于药品的整个生命周期。新的药品安全风险是指发现药品与安全事件之间新的关联性或已知关联性的新变化，是风险评估的主要对象。

情境导入

情境描述：某企业药物警戒部在药品风险信号检测和评价中发现了一例确认的信号，需要进行进一步的风险评估，了解风险发生特征和影响因素。

思考：药品安全性风险因素有哪些？

一、风险因素

风险影响因素是指可能引起药品安全风险、增加风险发生频率或严重程度的原因或条件。如患者的生理特征、疾病情况、药品、溶媒，药品的储运条件、使用等。

（一）患者因素

患者因素主要与生理特征或特异体质有关，主要包括患者的性别、年龄、体重、遗传特征、过敏体质、代谢特征、疾病因素等。通过对患者因素的分析，可能会发现某特征的患者使用某种药品会更易出现风险或发生更严重的风险，可通过增加禁忌证、高警示等限制或规范相关人群用药来降低风险的发生或严重程度。

1. 性别　男性和女性在激素水平、代谢等方面的差异，可能导致风险的发生情况或程度不同。对患者的性别构成比进行对比分析，如果男性和女性构成比或严重发生情况差异明显，可能提示某性别的患者发生该风险的可能性越高。

2. 年龄　不同年龄阶段人群的生理结构及功能状态不同，导致药品的吸收、分布、代谢、排泄可能存在差异。尤其是新生儿、儿童和老年人，新生儿或低龄儿童器官功能不完善、老年人基础疾病较多、器官功能减弱，可能易发生剂量相关的安全性风险，会增加药品安全性风险的发生概率。对患者的年龄构成情况进行分析，某个年龄段的患者风险发生率或相对数值显著高于其他年龄段，应考虑此年龄段患者可能为高风险人群。

3. 体重　患者体重过低或过高，会影响药品的分布和代谢，有的药品在说明书中会有针对不同体重所建议的用药剂量。比如抗肿瘤药物，按照体重或体表面积精确给药量，剂量过大可能会引发不良反应。有研究发现，体重过低可能是发生严重药物性肝损伤的风险因素。

4. 遗传特征　患者的种族、遗传因素可能会影响药品安全性，应当关注此类风险。对于明确遗传特征因素的风险，应当在说明书中给予警示或限制使用。

5. 过敏体质　过敏体质患者更易发生过敏反应，有过敏史的患者发生过敏反应的风险会增加。药品导致过敏反应多为速发型，与用药时间相关性密切，处理不及时可能会给患者带来严重后果，持有人应密切监测过敏反应的发生情况，尤其是发生频率、严重程度变化等，必要时及时采取相关风险控制措施。

6. 疾病因素　相关疾病可能会影响药物的吸收和代谢。肝脏的疾病对药物代谢、药物作用时间有显著影响，肾功能不全导致有的药物排泄减慢，可导致药物蓄积。肝肾功能受损时，通过肝脏代谢或由肾脏排泄的药物，其相关不良反应的发生率可能升高。其他疾病也可能增加药品安全风险的发生。

7. 其他　其他一些患者相关因素也能导致药品的风险升高。药物在人体内代谢加快或减慢，可能导致药物或其代谢药物在体内的蓄积，出现明显的毒副作用。患者吸烟史、饮酒史等可能会增加呼吸系统和神经系统的损伤风险。

（二）药品因素

药品活性物质的药理学作用是导致药品安全性风险的重要因素，药品制剂中的辅料、杂质等也可能导致或增加药品安全性风险。

1. 活性成分 药物固有作用增强或持续发展是药品安全风险的重要因素，此类安全性风险由药物活性成分本身或其代谢物引起，呈剂量依赖性，发生特点与药物的代谢相关，能够预测，如不良反应、后遗效应、毒性反应等。

2. 药用辅料 药品中辅料也可能导致安全性风险，在分析风险因素时需充分考虑辅料的影响。例如，右旋糖酐可导致严重过敏反应，当药品含有右旋糖酐成分的辅料时，可能因患者对右旋糖酐过敏，从而发生过敏反应。

3. 剂型 药品的剂型的差别可能导致药物在体内的吸收、分布、代谢和消除情况不同，不同剂型药品的稳定性和辅料使用可能不同，因此不同剂型可能导致药物安全性风险发生不同。如注射剂与口服制剂比较，可能更易发生过敏反应。

4. 质量和质量标准 药品是否符合质量标准以及质量标准的差异都可能会影响药品使用的安全性。出现以发热、输液反应、过敏样反应为不良反应特征的聚集性事件时，需首先分析药品的质量问题，调查生产、储存、运输、使用过程中是否存在影响药物安全性的风险因素。

（三）溶媒因素

溶媒本身可能导致部分患者发生不良反应，溶媒量过多或过少，可能增加循环系统负担或影响药物浓度；药物在使用时溶媒选择不当，可能导致药品在溶媒中不稳定、理化性质发生变化、溶解不充分，甚至药物不溶解等，从而增加安全性风险。

（四）相互作用

多种药物联合使用，可能导致药物的理化性质或药理作用的改变，从而引发风险或增加风险的发生概率。如药物相互作用、药物－食物相互作用、配伍禁忌等。在分析药品安全性风险时，要对患者的合并用药进行分析，并充分考虑怀疑药品与并用药品间的相互作用，看风险是否可能是合并用药或与合并用药的相互作用所引起。

（五）储运因素

药品在运输和储存过程中，受天气、温度、湿度等运输储存条件影响，可能导致药品理化性质，甚至是产品质量发生变化，从而增加药品安全性风险。当出现药品不良反应聚集性事件或与质量相关的安全性事件时，持有人需要考虑储运过程是否存在相关风险因素。

（六）使用因素

药品使用环节对风险的影响涉及多个方面，如药品超说明书使用、非医疗目的的滥用、误用/错用、用药错误等，均可能给患者带来用药风险。在开展评估时，要详细了解涉及病例的药品使用具体情况，分析可能由使用环节带来的风险。对于患者自行使用的药品，需要了解是否遵医嘱或说明书用药，了解是否存在用药时间、剂量、服用方法、频次、疗程等药品使用情况。对于注射剂，要了解使用过程是否存在未按照特殊要求（如使用避光输液器输注）使用，滴速过快或过慢，是否不合理配伍等。

二、风险特征描述

药品风险特征是风险本身的特性，如风险的严重程度、发生频率、发生机制、可逆性、可预防性和可控性等。通过对药品风险特征的全面了解，有利于作出合理、全面的风险管理决策。

以下可考虑为严重风险的情况有（　　）。

A. 患者死亡　　　　　　B. 危及生命　　　　　C. 永久或显著的残疾或功能丧失

D. 先天性异常或出生缺陷　E. 住院或住院时间延长

（一）严重程度

风险的严重程度主要是指医学严重性，即对患者的损害，还应充分考虑对群体（公众健康）的损害和对企业和社会造成的不良影响。对于风险的严重程度的判定，持有人可参考重要风险的定义和考虑因素，风险优先顺序评估方法也可以用作考量评估风险严重程度。

风险的严重程度与药品不良反应/事件的严重性或严重程度不同，对于风险医学严重性的判定，可参考严重不良反应的定义。如果发生导致患者死亡、危及生命、永久或显著的残疾或功能丧失、恶性肿瘤、先天性异常或出生缺陷、住院或住院时间延长等，此风险应认为是严重的。

判断风险的严重性，还可参考美国卫生及公共服务部《常见不良事件评价标准》（Common Terminology Criteria for Adverse Events，CTCAE）。该标准将不良事件的严重程度分为 1~5 级，其中涉及 3 级及以上事件的风险建议作为严重风险处理。

1 级：轻度；无症状或轻微；仅为临床或诊断所见；无需治疗。

2 级：中度；需要轻微、局部或非侵入性治疗；与年龄相当的工具性日常生活活动（指做饭、购买衣物、使用电话等）受限。

3 级：严重或者具有重要医学意义但不会立即危及生命；导致住院或者延长住院时间；致残；自理性日常生活活动（指洗澡、穿脱衣、吃饭、盥洗、服药等，并未卧床不起）受限。

4 级：危及生命；需要紧急治疗。

5 级：与不良事件相关的死亡。

（二）发生频率

药品风险的发生频率是指某风险发生的可能性。随着上市后药品使用人群的扩大、药品使用情况的变化等，药品风险的发生频率（例如药品不良反应发生率）可能也会发生变化，可以根据上市前相关研究、说明书描述等以往数据情况对风险频率进行预判。

如果药品风险是来源于药品的固有属性，如药品不良反应，有临床研究数据等作为支撑，可以采用不良反应发生率进行描述。CIOMS 推荐不良反应的发生率表示为 5 个等级：十分常见（≥10%）、常见（1%~10%，含 1%）、偶见（0.1%~1%，含 0.1%）、罕见（0.01%~0.1%，含 0.01%）、十分罕见（<0.01%）。

（三）可逆性

风险的可逆性是指风险造成伤害或损失后，受害的主体是否能恢复到产生伤害或损失之前的状态，是判断风险严重程度的重要指标。风险的可逆性表现为不良反应/事件的结局。当患者用药后出现的不良反应/事件转归为无法好转，如死亡、残疾或后遗症，该风险表现为不可逆性，可以考虑作为严重风险来评估。

（四）发生机制

风险发生机制是指造成风险的药物作用机制或病理生理基础。持有人对药品风险进行分析评估时，可能存在多个潜在机制或某个最可能的机制，发生机制是无法确认的，但只要其存在合理的生物学特性，就可对其进行分析和描述。

（五）可预防性和可控性

风险的可预防性、可控性表现在对该风险是否可以通过采取有效风险防控手段来阻止或降低风险的发生，如辨识出高危人群并进行预测、风险的早期识别和诊断、预防和控制措施等。当某药品风险在某类人群中发生概率增加，即高危人群，可通过限制或规范高危人群的用药降低风险的发生。

（六）对公众健康的影响

对公众健康的影响，应从风险是否造成了群体影响考虑，需分析风险的发生频率、用药人群范围、风险蔓延趋势、对人群心理的影响、对公共卫生的影响等。当出现聚集性事件/群体不良事件时，应考虑风险蔓延的广度和速度，对于短期内病例频现异常增加、涉及地域范围大的事件，需考虑及时采取风险控制措施，以避免造成更严重后果。

三、风险类型

风险类型分为已识别风险和潜在风险。对于可能会影响产品的获益－风险平衡，可能对公众健康产生不利影响的风险，需作为重要风险以优先评估。

药品风险评估的一项重要内容就是判断是否需要采取风险管理措施。《规范》第六十六条要求，持有人应当根据风险评估结果，对风险采取相应的风险管理措施。药品风险管理措施包括修订药品说明书、限制使用人群、开展上市后安全性研究等。根据不同的风险类型，持有人应考虑采取相应的风险管理措施。

已识别风险是指有充分的证据表明与关注药品有关的风险。潜在风险是指有依据怀疑该风险与关注药品有关，但这种相关性尚未得到证实。重要风险是指可能会影响产品的获益－风险平衡或对公众健康产生不利影响的风险，包括重要已识别风险和重要潜在风险。重要缺失信息是指对于上市产品的特定安全性问 题或用药人群的认知存在重要缺失。

四、风险评估报告

（一）风险评估报告的基本内容

风险评估报告一般包括背景信息、风险概述、评估内容、评估结果四部分内容。

背景信息主要说明此次评估的对象和原因，如评估的药品和风险，如何发现或获知的，评估的原因、目的，既往针对该风险是否开展过哪些风险防控措施等。

风险概述主要说明对当前对风险的认识，如疾病的流行病学情况、疾病情况、临床表现和相关诊断、已知的风险发生特征和影响因素等。

评估内容是风险评估报告的重点。评估人员需收集资料和证据，判定风险的类型，总结药品的风险特征，深入分析可能的风险影响因素等。分析过程以及对不同资料分析得出的结果均应在评估报告中体现。

评估结果是通过对各类资料分析情况的归纳汇总，且需得出结论性的意见和建议，如药品与事件关联性的判定，风险特征的总结性描述，对风险类型的判定结果、相应的风险防控措施。

评估报告是重要的药物警戒文件之一，应详细呈现对证据的分析利用情况，可以摘要表的形式来呈现风险评估的重要内容和结果（表 4－17）。

表4-17　药品风险评估报告摘要表（供参考）

标题			
药品名称		风险名称	
评估时间		评估人员	
评估原因	简述风险发现或获知的相关信息		
风险概述	简述当前对风险的重要认知		
评估内容	对已获得证据的分析和评价概要		
评估结果	药品与事件相关性判定结果 重要风险特征和影响因素描述 风险类型		
风险管理建议	评估人员提出的风险管理建议		
药物警戒 负责人意见			
其他	如评估报告的版本信息、报告向监管部门提交的信息等		

（二）风险评估对获益的讨论

风险评估要综合考虑药品的获益–风险平衡，对药品安全性风险的评估，需建立在对获益考量的基础上。对于存在严重风险而无治疗优势的品种，应开展获益–风险的综合评估；对于具有显著获益但评估认为风险是可接受的药品，在评估报告中对于获益的分析可进行简略描述。

知识链接

定期获益–风险评估报告

定期获益–风险评估报告（PBRER）与风险评估报告不同，在GVP第八十四条中提到持有人可以提交定期获益–风险评估报告代替定期安全性更新报告（PSUR），其撰写格式和递交要求适用ICH《E2C（R2）：定期获益–风险评估报告（PBRER）》，其他要求同定期安全性更新报告。

所有PBRER应使用完整的ICH E2C（R2）格式。当没有相关信息或者PBRER章节不适用时，应予以说明。PBRER的特定章节可以与其他监管报告共享内容，如ICH E2E（药物警戒计划）和E2F（研发期间安全性更新报告/DSUR）中描述的文件。持有人可利用PBRER模块化方法的优势（即章节可以拆分以便于单独递交或与其他文件合并递交）来满足此类监管需求，最大限度地使用报告内容，减少重复工作。

五、风险分级

持有人可根据自身产品特点选择科学合理的风险分级方法及工具，综合事件整体影响确定风险评估优先顺序，如风险优先系数、风险优先级法、风险矩阵法等。当同时出现多个风险的时候，可以根据风险分级顺序对相对重要的风险优先进行评估并判断是否需要采取相应的风险管理措施。

六、药品上市后安全性研究

《药品管理法》第七十七条规定"药品上市许可持有人应当主动开展药品上市后研究，对药品的安全性、有效性和质量可控性进行进一步确证，加强对已上市药品的持续管理"。《药物警戒质量管理规范》第六十九条规定，药品上市后开展的以识别、定性或定量描述药品安全风险，研究药品安全性特征，以及评估风险控制措施实施效果为目的的研究均属于药品上市后安全性研究。

药品上市前的各期临床试验研究受到较多因素的制约，有时很难监测到一些发生频率低的、需要较长时间用药才能发现的不良反应，缺少药品相互作用和复杂人群特点等相关信息。通过开展药品上市后阶段的安全性研究，可以对药品上市前临床试验药品安全性证据进行进一步补充和扩展。

《药物警戒质量管理规范》将药品上市后安全性研究概括为"药品上市后开展的以识别、定性或定量描述药品安全风险，研究药品安全性特征以及评估风险控制措施实施效果为目的的研究"。

药品上市后安全性研究可分为持有人自主开展的研究和监管部门要求开展的研究。持有人可根据产品风险分析自行启动；监管部门要求持有人开展的，应根据相关要求启动。持有人在药品风险评估过程中发现新的风险或已知风险的严重程度、发生频率等新变化，需要进一步确证和研究的，或需要研究特定人群的安全性风险，或需要评估风险管理措施的效果等情况，应主动开展药品上市后安全性评估。根据《药品不良反应报告和监测管理办法》《药物警戒质量管理规范》等相关规定，药品监管部门可以要求企业开展药品安全性相关研究。对于药品监管部门要求开展的上市后安全性研究，持有人应与监管部门进行充分沟通，了解研究的目的、要求、时限、报告方式等，积极开展相关工作。

实践实训

实训 14　开展药品安全风险评估

【实训目的】

通过本次实训，掌握药品安全风险评估的开展，撰写风险评估报告。

【材料准备】

1. 全班分成 8 个组，6~7 人/组，人数少的班级 5~6 人/组。

2. 计算机。

3. 桌签 8 个。

4. A4 纸若干张。

5. 阅读材料：《药物警戒质量管理规范》。

【任务背景】

某药品上市许可持有人持有药品品种有注射用奥沙利铂，通过开展药品不良反应报告主动收集，结合国家药品不良反应监测中心反馈数据情况，发现有导致过敏性休克的病例，且有病例有逐年增多的趋势，近期还有因使用该药品发生过敏性休克导致患者死亡的不良反应病例。

【实施步骤】

步骤一　学习材料

学习《药物警戒质量管理规范》第五章第二节，关于风险评估相关要求。

步骤二　风险分析

根据任务背景，按照 GVP 要求，通过数据分析、文献分析等方式，对该品种的风险进行深入分析。

步骤三　撰写风险评估报告

根据风险分析情况撰写风险评估报告，并根据风险情况提出风险防控措施。

步骤四　拓展思考

进一步讨论上市许可持有人是否有其他可采取的风险防控措施。

【操作要点和注意事项】

1. 每个小组要认真学习规范。

2. 深入分析该品种风险产生的各个因素，分析要科学、合理、全面。

3. 针对风险发生的原因，提出可行的风险防控措施。

目标检测

答案解析

一、A 型题（以下每道题下面有五个备选答案，请从中选择一个最佳答案）

1. 开展药品不良反应监测和报告活动时，同步可以开展的信号检测工作是（　　）。

    A. 药品不良反应报告审阅　　　　　　B. 病例系列评价

    C. 病例报告汇总分析　　　　　　　　D. 药品安全性评价

    E. 计算机检测

2. 以下不属于影响信号检测频率的因素的是（　　）。

    A. 药品上市时间　　　　B. 药品特点　　　　C. 风险特征

    D. 检测方法　　　　　　E. 药品上市持有人

3. 信号评价的证据信息来源有（　　）。

    A. 临床研究资料　　　　B. 文献信息　　　　C. 安全性评价信息

    D. 不良反应信息　　　　E. 以上都是

4. （　　）是指有依据怀疑与关注药品有关，但这种相关性尚未得到证实的风险。

    A. 已识别风险　　　　B. 潜在风险　　　　C. 重要已识别风险

    D. 重要潜在风险　　　E. 重要缺失信息

5. （　　）是指可能会影响产品的获益 – 风险平衡或对公众健康产生不利影响的风险。

    A. 已识别风险　　　　B. 潜在风险　　　　C. 重要已识别风险

    D. 重要潜在风险　　　E. 重要风险

二、X 型题（以下每道题下面有五个备选答案，请从中选择所有正确的答案）

1. 以下信号检测方法灵敏度较高的是（　　）。

    A. 药品不良反应报告审阅　　　　　　B. 病例系列评价

    C. 病例报告汇总分析　　　　　　　　D. 药品安全性评价

    E. 计算机检测

2. 信号优先级判定可考虑的因素包括（　　）。

    A. 药品不良反应的严重性　　　　　　B. 药品不良反应的严重程度

    C. 药品不良反应的转归　　　　　　　D. 药品不良反应的可逆性

    E. 药品不良反应的可预防性

3. 药品风险类型分为（　　）。

    A. 已识别风险　　　　B. 潜在风险　　　　C. 重要已识别风险

    D. 重要潜在风险　　　E. 重要缺失信息

三、问答题

1. 信号优先级判定时，主要考虑的因素有哪些？
2. 药品使用环节风险评估应从哪些方面进行分析？

书网融合……

| 重点小结 | 微课1 | 微课2 |

项目七　风险控制

学习目标

1. 掌握药品风险控制的基本理论和方法，包括常规风险控制措施和特殊风险控制措施，根据风险评估结果制定适宜风险控制措施及风险沟通策略。

2. 熟悉药品风险控制措施的实施和风险沟通的技巧及方法。

3. 了解药物警戒计划和风险沟通材料的撰写。

学习引导

风险控制是药物警戒体系中的重要组成部分。风险控制涵盖多个方面，包括常规和特殊风险控制措施。常规风险控制措施适用于所有已上市药品，特殊风险控制措施则针对特定的重要风险，包括限制药品使用、暂停生产销售、召回产品等。持有人应当对风险控制措施实施的有效性进行评估，并根据评估结论决定是否采取进一步行动。在风险控制过程中，风险沟通也很重要，可使医务人员、患者、公众等各方充分了解和认识药品风险，从而做出科学的决策，避免或减少药品危害的发生。

当持有人发现药品新的安全风险，应采取哪种有效的风险控制措施？如何有效开展风险沟通，让医务人员、患者、公众获知呢？

本项目主要介绍上市后药物警戒风险控制和风险沟通的实施。

任务一　风险控制措施 微课1

风险控制措施又称风险最小化措施、风险干预措施，是以减少不良反应的发生率或发生的严重程度而使用的一种或多种风险最小化工具，包括常规风险控制措施和特殊风险控制措施等种类。在药物警戒活动中进行风险控制是持有人对其生产的药品进行全生命周期管理的主要内容和重要责任，是对公众安全用药应尽的职责。

情境导入

情境描述：某制药公司最近推出了一款新的降压药，经过严格的研发和注册流程，药品成功上市。但在临床使用过程中，医生反映该药品存在一些新的风险。多位高血压患者使用该降压药后出现转氨酶升高、肝功能损伤的情况，医生怀疑为该药引发的药品不良事件。医生向制药公司反馈了这一事件，并提出了疑问。

思考：转氨酶升高、肝功能损伤是否为该降压药的风险？可采取哪些风险控制措施？

对不同药品的不同风险，在风险管理框架下需要采取何种措施加以控制，没有固定的方法和标准，应具体情况具体分析，针对不同的风险选用恰当的控制手段，制定策略方案。一般情况下的药品安全风险，采用常规风险控制措施可以得到控制。对于常规风险控制措施不能控制的某些重要风险，需采取特殊风险控制措施。对于需要采取更加严格的风险控制措施如暂停药品生产、销售和使用、药品召回等措施的，应立即向药品监督管理部门报告事件情况，调查原因。对于此类风险，需制定药物警戒计划、采取风险最小化措施，周密策划并实施方案。对风险控制措施的有效性进行评估，确认有无剩余风险，持续跟进与改进，完善体系，进一步优化患者用药获益－风险平衡，将患者在使用药品时受到的影响降到最低。对于风险大于获益的药品，持有人应当注销药品注册证书，实现保障患者用药安全的预期目的。

✎ 即学即练

GVP 规定，对于已识别的安全风险，持有人应当综合考虑（　　）等，采取适宜的风险控制措施。

A. 药品风险特征　　　B. 药品的可替代性　　　C. 医生的用药习惯　　　D. 社会经济因素

一、常规风险控制措施

采取常规风险控制措施，通常可以控制大多数药品的风险。在 GVP 中明确提出，常规风险控制措施包括修订药品说明书、标签、包装，改变药品包装规格，改变药品管理状态等。对于上市后的所有药品，这些行为可以作为标准的药品风险控制行为，通常能够实现获益－风险正相平衡。

（一）修订说明书

药品说明书包含有关药品的安全性、有效性等基本科学信息，是经监管部门批准的有固定格式要求的技术性文件，是医护工作者及患者合理科学用药的法定指南。药品说明书的完善是我国上市后监管的重要内容，监管部门出台相关法律法规对药品说明书进行了规定，颁布专门的部门规章并配发文件，明确了说明书的格式要求及内容修订原则。修订药品说明书是持有人管理药品风险最常用的措施，是履行药物警戒应尽的责任和义务。

说明书中涉及安全性的项目有警示语、不良反应、禁忌、注意事项、药物相互作用、药物滥用和药物依赖、药物过量、特殊人群用药等。对于因安全性问题修订说明书，是有针对性地规范、更新或补充这些安全性相关项目信息，实现有效防范或降低风险、保障安全用药的目的。修订说明书时，可能涉及说明书中可能包含与安全用药相关提示有关的其他项目。化学药品与生物制药品说明书格式如图 4 - 7 所示。

1. 基本要求　持有人是药品说明书修订的责任主体，应由药物警戒部门作为主导部门，对药品的非临床研究、临床试验、上市后研究、不良反应监测、文献资料、监管部门公开信息、已上市同类药品、典籍资料等信息综合研判，修订说明书安全信息项内容，并随着法规和标准的不断完善以及科学认知的不断发展，将说明书安全信息内容适时进行调整。

2. 修订依据　持有人需评估药品说明书对药品安全性、有效性、临床使用等各方面的影响，并对所有药品不良反应进行评价、分析，将针对性的措施反映在说明书相关项目中。药品说明书安全信息修订依据包括但不限于：药品不良反应监测数据，持有人自主开展的安全性相关研究，监管部门公开信息，同类药品说明书安全信息，典籍资料（如《医疗用毒性药品管理办法》《2023 年兴奋剂目录公告》《中国药典》《中药大辞典》等），以及境内外各种渠道收集到的关于本品不良反应的详细情况等。

```
核准和修改日期
外用药品、特殊药品标识位置
×××说明书
请仔细阅读说明书并在医师或药师指导下使用
警示语位置
[药品名称]
[成分]
[性状]
[适应证]
[规格]
[用法用量]
[不良反应]
[禁忌]
[注意事项]
[孕妇及哺乳期妇女用药]
[儿童用药]
[老年用药]
[药物相互作用]
[药物滥用和药物依赖]
[药物过量]
[药理毒理]
[贮藏]
[包装]
[有效期]
[执行标准]
[批准文号]
[上市许可持有人]
[生产企业]
[境内联系人] / [分包装厂]
```

图 4 - 7　化学药品与生物制药品说明书格式

3. 修订项目　因药品安全性问题修订说明书涉及的内容较广泛，修订内容包括但不限于说明书中药品的警示语、适应证和用法用量、不良反应、禁忌、注意事项、特殊人群用药等项目。

（1）警示语　当发现已上市药品存在严重不良反应或潜在的重要安全性问题而需要警示用药时，应当在说明书标题下以加粗的黑体字注明相关警示语。一些进口药品说明书中，会出现"加框警示"或"黑框警示"。

（2）适应证和用法用量　对发生的安全性问题经过充足的研究、评估，删减部分适应证，缩小适应证范围，将首选用药列为二线用药，对患者进行某类亚群或年龄组限制，细化使用疾病的症状或范围。变化用法用量，明确使用方法、调整特殊患者剂量、降低用药频率以及规定疗程周期等。

（3）不良反应　汇总药品不良反应/事件报告、相关研究及文献资料中不良反应/事件进行分析评价。对于涉及多个系统的一组症状的不良反应，通常应当将相关症状组合在一起表述。对于严重不良反应/事件仅有个案报告的，如导致肝、肾损伤情况，一般也应作风险提示。

（4）禁忌　禁止使用该药品的各种情形，包括年龄、性别、生理状态、疾病状态、伴随治疗等。本项的修订主要基于现有安全性数据、资料的分析结果，对可能产生严重伤害的情形进行限定。

（5）注意事项　提示使用药品时需注意的问题，包括因患者体质或肝、肾功能异常等需慎用的情形，饮食的影响，需观察或监测的症状或实验室检查指标，以及出现不良反应等异常时的处理措施等。

（6）特殊人群用药　经不良反应监测或上市后评价，发现已上市药品可能会给孕妇、哺乳期妇女、儿童、老年患者带来用药风险时，可将有关信息在此予以说明、提示。

对于可能涉及的说明书中包含与安全用药相关提示有关的其他项目（如药物相互作用），亦在同步修订范围内。

4. 修订建议 药品说明书安全信息的修订是保障公众健康和安全的重要环节，在发现新的安全性问题或需要更新现有信息时，要及时修订药品说明书。要准确反映安全性信息的变化，避免误导或模糊不清。能全面涵盖安全性信息，包括不同系统、不同类型的不良反应、禁忌、注意事项等。使用通俗易懂的语言，注意文字简洁明了，以便患者和医务人员能够轻松理解。

（二）改变药品标签、包装

药品标签是药品包装上印有或者贴有的内容，分为内标签和外标签。直接接触药品包装的标签是内标签，内标签以外的其他包装的标签是外标签。药品标签的内容不得超出说明书的范围。药品的内标签尽可能包含药品通用名称、规格、适应证或者功能主治、用法用量、生产日期、产品批号、有效期、生产企业等内容。药品外标签应当注明药品通用名称、成分、性状、规格、适应证或者功能主治、用法用量、贮藏、不良反应、禁忌、注意事项、生产日期、产品批号、有效期、批准文号及生产企业等内容。

由于标签印在内包装或药盒上，不易被丢弃，可长时间、经常性提醒使用者，因此持有人可利用标签的这个优势将说明书中重要的安全性信息印制在标签上，例如禁忌、警示语等。标签的内容除了文字，还包括颜色、格式等图案设计，持有人应当合理利用药品标签的文字内容和图案设计来防范可能的风险，如设计有明显区别的标签，以免医务人员和患者将不同药品混淆。当发现因标签设计不当可能导致风险时，应当主动向监管部门申请修改药品标签。

改变药品包装包括改变包装规格、包装材料、包装尺寸等。首先，减少药品包装规格对因过量使用及滥用药品造成人身及社会危害的降低发挥一定程度的作用。药品的"包装规格"不同于药品规格，药品规格是指药品的成分、含量或装量等，是药品的质量指标之一，而药品的包装规格则是指包装的尺寸、重量、数量等，是药品包装设计、制造、使用等方面的技术指标之一。减少单次药品的包装规格，可以降低患者过量使用的可能性。当药品的包装规格更小、更易消耗时，患者需要增加购买药品的次数，继而提高对药品使用的警觉性和自我控制能力，减少药品被滥用的风险。其次，选择安全的包装材料是控制药品风险的重要措施之一，对于可能与内包装材料有关的安全性事件，可使用新材料替换原有的包装材料。此外，改进药品包装的结构可以防止药品被误用或滥用。例如，采用双层包装、防儿童开启的包装等，可以增加药品的安全性，减少因误用或滥用导致的风险。

（三）改变药品管理状态

药品管理状态是对药品的特殊管理方式，可作为特殊药品、处方药、非处方药等管理，是指监管部门的管理方式。药品管理的状态不同，药品的可获得性、患者的获取方式、适用范围、管理方法也不相同。

药品的安全性是确定其管理状态的重要依据，如根据患者长期使用药品的安全性情况，监管部门将氨酚双氢可待因片由二类精神药品管理变为处方药管理。因药品安全性原因，右美沙芬单方口服液也被监管部门调整为按处方药管理，从非处方药目录中移出。同样的原因，美国风湿病学会（ACR）将非布司他由一线用药调整为二线用药。

常见改变药品管理状态的情形有：

1. 法律状态 根据药品的风险特征、可替代性、社会经济因素等，评估该药品是否需要持有医生处方才能获取，从而控制药品的风险。

2. 限制医疗处方 对于一些特殊药品，如只能在医院使用、只能在住院使用或只能在有足够诊断设施的机构做出诊断后使用等，应严格遵守相关规定，限制药品的使用范围。

3. 特殊医疗处方获取的药品种类 对于麻醉药品、精神药品、医疗用毒性药品、放射性药品等特殊药品，应严格按照规定，控制药品的使用。

二、特殊风险控制措施

当采取常规风险控制措施无法控制风险时，应对风险进一步评估。对于某些重要风险，应采取特殊风险控制措施，周密计划并组织实施。为达成风险控制目标，需要多方利益相关者包括持有人、患者、医务人员等共同参与，并阶段性地评估特殊控制措施的有效性，必要时进行适当调整。特殊控制措施包括开展医务人员和患者的沟通和教育、药品使用环节的限制、患者登记等。

（一）医务人员和患者的沟通和教育

医务人员和患者的沟通和教育是一种最为常用的控制措施。对药品处方、调配、分发、购买、使用环节的医师、药师、护士、患者、看护人员等相关人员进行针对性的沟通和培训，提高相关人员对特殊药品的认知水平，规范医务人员和患者的用药行为，加强对药品风险的识别能力和对各种措施的理解，减少或降低用药风险造成的危害。

针对不同的受众群体，开展的沟通和教育活动也不同，需制定个性化计划。对医务人员以项目管理的方式为主开展沟通和培训，形式和内容多样，如召开专题研讨会、发放致医务人员的函，对患者则以提高他们对药品风险的认识为目的开展沟通和教育，如媒体宣传、分发患者用药安全提示等，做到风险早发现、早预判，并采取措施进行处置。具体参见任务二风险沟通。

（二）药品使用环节限制

药品使用环节包括药品处方、调配、分发、使用等多个阶段。在药品全生命周期药物警戒活动中，使用环节隐藏的风险较为复杂，可采取灵活的干预和控制措施。限制指在各阶段设置一定的有利于防控风险的条件，提高药品可获得性门槛，患者要获得药品，必须符合这些条件。限制药品使用环节即限制药品可及性。

为实现严格防控的目的，药品使用环节的限制通常是多个干预措施联合使用，如患者身体状况限制、知情同意书、患者、医师及药师对药品风险的了解情况、一次处方剂量或数量及其他限制性措施等，具体如下。

1. 患者需要在治疗前或治疗期间符合特定的检验或检查结果方可使用药品，如定期检查心电图、肝功能、肾功能、特殊的血液指标、监测生物标志物、妊娠测试等。

2. 具有处方权的医师要有相应资质或受过相关沟通、教育培训。

3. 用药患者应了解治疗风险及用药建议，签署知情同意书，或有过相关的培训、教育。

4. 限制一次处方的剂量或单位数量，如限制一次处方量仅用于一个疗程之内，可提醒患者定期返院进行检验或复查，及时与医生沟通、监测和干预风险。

5. 受过针对该药品安全性及风险培训的药师才可发药，可以对患者进行安全用药教育，并执行该药品的风险管理计划。

（三）患者登记

作为一种特殊风险控制措施，通过医疗机构数据采集系统进行患者登记，强化患者用药随访，收集临床风险数据用于风险的综合评估。采取患者登记措施，可控制药品的可及性和使用条件，如记录患者特定的检验项目，特定药品使用前的登记等。

对于妊娠患者使用存在潜在或已知致畸风险的药品时，要有针对性地采取应对妊娠风险的措施，如对医务人员及患者进行用药前的沟通，分发材料加强宣传教育，增加限制条件提高药品可及性等。持有人应在此类特殊人群用药之前采取适宜的应对措施，对医务人员和患者行为进行有效干预。药物警戒活动中，利益相关方发现证据显示有妊娠危害的风险时，有必要对患者用药信息进行登记，并与监管部门沟通。

（四）紧急情况下采取的风险控制措施

在一些紧急情况下，还可能需要采取更加严格的风险控制措施，以限制或停止药品在市场上的流通和使用，尽可能降低风险带来的社会危害。GVP 规定，可采取暂停药品生产、销售及召回产品等措施应对需要紧急控制的风险。当评估认为药品风险大于获益的，持有人应当主动申请注销药品注册证书。

1. 暂停销售、使用和召回药品 在出现药品严重风险或风险有迅速扩大或蔓延趋势，可能给公众健康带来较大危害（如出现与药品质量相关的药品不良反应聚集性事件）时，需要采取暂停药品生产、销售、使用和召回药品等措施。采用这些措施无可避免地会给持有人带来经济损失，甚至有可能引发舆论关注，但为了患者生命安全，并从企业的信誉和长远利益考虑，快速采取紧急控制措施是最有效的手段。

在发生原因不明或舆论关注的紧急情况下，如来不及对药品风险进行全面、深入评估，完全明确风险与药品的相关性，为及时有效控制风险蔓延和可能带来的更大危害，持有人可以针对风险采取暂停药品生产、销售、使用等手段。同时，开展进一步的调查和评估，查找分析发生的原因。根据调查和评估结果，采取相应的风险管理措施实施整改，对风险进行持续监测和评估，对所采取的风险控制措施的有效性进行验证，待风险消除后报监管部门解除暂停药品生产、销售、使用的限制。

持有人在采取暂停销售、使用和召回药品措施时，应立即按照相关法律、法规、规范的要求向药品监管部门报告，并保持与监管部门的沟通，配合监管部门采取的监督检查等行动。对于国家重大药品安全事件及调查处理相关信息和国务院确定需要统一公布的其他信息，未经监管部门允许，持有人不得发布。

2. 注销药品注册证书 经安全性评估，认为发生的不良反应大或者因其他原因危害人体健康，药品的风险大于获益，持有人应当注销药品注册证书。已被注销药品注册证书的药品，不得生产、销售，并召回已上市销售药品，由药品监管部门监督销毁或者依法采取其他无害化处理等措施。国家药品监管部门统一发布药品注册证书注销声明。

知识链接

剩余风险

对于已采取的风险控制措施，应监视其有效性，开展风险控制措施实施及其有效性的验证活动。剩余风险是在实施所有风险控制措施之后仍然存在的风险，在所有风险控制措施已经实施并验证后，持有人应利用风险管理计划中定义的方法和综合剩余风险可接受性准则，考虑所有剩余风险的影响，与预期用途的受益相比较，评价药品的综合剩余风险。剩余风险采用与初始风险相同的方法和相同的风险可接受性准则进行评价。剩余风险是可接受的或不可接受的。如果某一剩余风险使用这些准则判定为不可接受，应考虑进一步的风险控制措施；如果综合剩余风险判定为可接受，持有人应向用户告知重大的剩余风险并且在随附文件中包含必要的信息以公开这些剩余风险。

三、药物警戒计划

GVP 规定，持有人对根据风险评估结果发现的存在重要风险的已上市药品，应当制定并实施药物警戒计划。药物警戒计划的启动，是针对已上市药品存在可能会影响产品的获益－风险平衡，或对公众健康产生不利影响的重要风险而非所有的药品风险。药物警戒计划描述上市后药品安全性特征以及如何管理药品安全风险，是药品上市后风险管理计划中极为重要的一部分，应根据风险认知的变化及时更新，报药品安全委员会审核。

综合阐述药品存在的安全性问题，包括重要已识别风险、重要潜在风险和重要缺失信息、对风险措施的评估等，提出解决方案制定药物警戒计划并组织实施，确保最大程度降低风险。以下介绍重要风险及撰写药物警戒计划的格式和内容，撰写模板参照临床风险管理计划。

（一）封面和摘要

封面和摘要对应临床风险管理计划的签名页和摘要。签名页清晰列出标题、公司名称、版本信息、实施日期周期等项目。标题应为"《药品名称》药物警戒计划"，使用药品通用名称或药品活性成分，通常按照活性成分来撰写药物警戒计划。公司名称使用持有人名称，如果是境外持有人，还应注明参与计划撰写的境内代理人名称。版本信息应列出当前为第几版。实施日期周期是整个计划涵盖从制定到预计完成实施所需时间。

摘要部分对应临床风险管理计划的摘要。对于正文内容较多的计划，摘要以列表形式简要叙述计划各部分内容及所在页码。

（二）药品概述

药品概述即描述药品基本信息，包括首次获批时间、批准文号、药品通用名称、活性成分、剂型、规格、用法用量、是否为附条件审批、本次警戒计划的数据库锁定时间，以及是否为列入我国非处方药目录、国家基本药物目录、医保目录、特殊管理药品目录、短缺药品目录等目录药品的情况说明。以化学成分作为药物警戒计划药品名称的，还要列出纳入药物警戒计划的所持有的全部通用名称，对于因给药途径不同而未纳入计划的通用名称，可以在备注中标明原因。对于可能与药品辅料相关风险的药物警戒计划中，应列出相关的辅料名称。

（三）药品安全性概述

药品安全性概述是对当前认知下的药品重要风险的全面分析，研判风险类型并加以描述，概括当前药品重要安全性问题的整体状态，明晰需要进一步开展风险管理的安全性问题，是药物警戒计划和采取风险控制措施的基础，包括安全性概述汇总、目标适应证流行病学、重要风险和重要缺失信息等五部分内容。对于重要已识别风险和重要潜在风险应按每项风险单独描述。

根据GVP规定，本部分内容的基础来自上市后安全性研究的结果。除描述已识别风险外，对于缺乏该药品可用数据的潜在风险，可以以同类药品收集的临床信息作为依据。可将重要已识别风险、重要潜在风险、重要缺失信息进行列表汇总，在每项风险描述后面可以简要指出相对应的拟开展的药物警戒活动或拟采取的风险控制措施。

（四）药物警戒活动计划和风险控制措施

针对上述概述中汇总的重要风险和重要缺失信息，持有人应执行相应的风险管理程序，进一步开展药物警戒活动，提出与风险相匹配的风险控制措施，预防和降低已上市药品的风险。此次开展药物警戒活动的目的在于：识别新的风险或风险的新信息、进一步描述或变更已知风险类型、更新风险措施、潜在风险的调查、确认、风险控制措施有效性的评估以及收集缺失信息。

药物警戒活动包括常规药物警戒活动和额外药物警戒活动。常规药物警戒活动是所有药品都要开展的基础性的、限度最低的药物警戒活动，额外药物警戒活动是药品上市后开展的非临床研究、临床试验、非干预性研究及评估风险控制措施有效性研究的活动。药物警戒活动计划分为计划中或正在进行执行和已完成或终止的药物警戒活动。

风险控制措施包括常规风险控制措施或者特殊风险控制措施。持有人科学选择并使用有效的风险控制措施，不仅能有效防控风险，而且能保障患者免受不必要的影响，还应能最大程度地降低医疗卫生系统的负担。具体参见本章任务一风险控制措施中一、二两部分。

（五）参考文献和附录

在正文后面应列出药物警戒计划所涉及的相关参考文献，附录部分应有上市后研究方案、风险控制措施的实施方案以及药品说明书等内容。

实践实训

实训 15　风险控制措施实训

【实训目的】

通过本次实训，掌握根据风险评估结果制定适宜风险控制措施的方法，熟悉常规风险控制措施和特殊风险控制措施种类。

【材料准备】

1. 全班分成 8 个组，6~7 人/组，人数少的班级 5~6 人/组。
2. 计算机。
3. 桌签 8 个。
4. A4 纸若干张。
5. 阅读材料：《药物警戒质量管理规范》。

【任务背景】

持有人建立了药物警戒体系，在药物警戒活动中发现其持有的某一药品在医疗机构临床应用后，发生了聚集性事件，需立即组织开展调查和处置，必要时采取有效的风险控制措施。

【实施步骤】

步骤一　学习材料

学习《药物警戒质量管理规范》第六章第一节，关于风险控制措施的规定。

步骤二　列出不同程度风险时应采取的风险控制措施种类

根据任务背景，按照 GVP 要求，列出不同程度风险时应采取的风险控制措施种类。

步骤三　列出此次事件拟采取的风险控制措施种类

根据风险控制的理论和方法，列出针对此次事件拟采取的处置措施。

步骤四　拓展思考

查阅资料，讨论在实施所有风险控制措施之后可能仍然存在剩余风险，对于可接受或不可接受的剩余风险应如何处置，将答案上传到学习平台。

【操作要点和注意事项】

1. 每个小组要认真学习规范。
2. 明确药品风险控制的理论。
3. 明确选取适宜风险控制措施的方法、种类。
4. 了解剩余风险的处置原则。

任务二　风险沟通 📱微课2

药物警戒风险沟通是指在药品全生命周期中，与医务人员、患者、公众等相关方进行有效沟通，传递药品风险信息，以确保药品安全使用的过程。有效的风险沟通有助于公众建立对用药安全的意识，以及对医药企业的信心。风险沟通是药品风险管理的重要一环，是风险控制措施的一种重要形式。药品风险管理是一个动态的管理过程。在该过程中，风险信息是否可以及时有效地沟通和传递，在一定程度上直接决定了风险管理的最终效果。

情境导入

情境描述： 假设你是一家大型制药公司的药物警戒部门负责人，公司的一款畅销药物被发现存在罕见但严重的副作用。你需要在短时间内与多个利益相关方进行沟通，以最大限度地减少潜在的风险。

思考： 如何制定一份风险沟通策略，将风险及时通知受众人员？

GVP规定，持有人应当向医务工作人员、患者、公众传递药品安全性信息，与其沟通药品风险。传递的信息通常是重要的药品安全信息，包括提供新的药品安全性信息或已知信息的新变化，沟通有循证依据的药品效用相关的信息，以及改变用药态度、决定和行为等。其意义在于通过有效的信息传递和沟通，让医务人员、患者和公众及时获取与药品安全相关的重要信息，从而做出合理的处方、发药、给药、用药决定。

✎ 即学即练

GVP规定，持有人应当向（　　）传递药品安全性信息，沟通药品风险。

A. 医务人员　　　　　B. 患者　　　　　C. 公众　　　　　D. 生产者

一、药物警戒风险沟通策略

（一）风险沟通原则

风险沟通是药品监管和风险管理工作的重要组成部分，持有人应当遵循以下原则，建立完善的风险沟通机制，确保药品风险信息及时、准确、全面传递。

1. 及时性原则　风险信息应尽快传达给需要接收信息的终端用户。风险信息的沟通应贯穿于风险管理的全生命周期。在药品研发、注册、生产、流通、使用等各个环节，一旦发现药品存在风险，应立即进行沟通，及时告知相关方，避免风险扩大。

当出现以下情况时，持有人应当紧急开展沟通工作：药品存在需要紧急告知医务人员和患者的安全风险，但正在流通的产品不能及时更新说明书的；存在无法通过修订说明书纠正的不合理用药行为，且可能导致严重后果的；其他可能对患者或公众健康造成重大影响的情况。

2. 准确性原则　沟通的信息应基于科学证据和权威数据来源。这有助于确保信息的准确性和可信度，避免传递错误或误导性的信息。沟通内容应根据不同受众进行调整，对于医务人员、患者或公众，应使用他们能够理解的语言和术语，避免使用过于专业或晦涩的表述。如果存在不确定性或限制，应在沟通中明确说明，有助于受众了解信息的背景和局限性，避免产生误解或不必要的担忧。

3. 恰当性原则　风险沟通应该传达清晰、明确、一致的相关信息，并在恰当的时间以恰当的方式传达到恰当的受众，以便他们能够采取合理的措施。应根据沟通的目的、对象和情境选择合适的沟通方式、内容和语言风格，以确保沟通的有效性和恰当性。

4. 互动性原则　风险沟通是一个双向的过程，既要向目标受众传递信息，也应建立反馈机制，以便及时了解受众的反应和意见，并根据需要进行调整和改进。这有助于提高沟通的有效性和针对性，同时也有助于增强受众对药品安全性的信任感和满意度。

5. 保护隐私原则　风险沟通信息可能需要基于患者的病例报告数据，因此在风险沟通活动中，应注意保护患者或报告者的隐私数据。避免收集、使用或泄露个人的敏感信息，只收集和处理为实现风险沟通目的所必需的最小数量的个人信息，避免过度收集或滥用个人信息。应采取适当的技术和管理措施，保护个人信息免受未经授权的访问、使用、泄露、损坏或丢失。建立责任和追究制度，对个人信息的收集、使用和处理行为负责，并承担相应的法律责任。避免将个人信息与无关的第三方共享，除非得到个人的明确同意或法律法规的允许。根据法律法规和业务需求，合理保留个人信息，并在不再需要时及时销毁或匿名化处理。

（二）风险沟通对象

药物警戒风险沟通的对象包括医务人员、患者、公众和监管机构等。通过与这些对象的沟通和合作，可以确保药品的安全性和有效性得到充分的保障，减少药品不良反应和风险的发生。

1. 医务人员　医务人员（医师、药师、护士等）是药物警戒风险沟通的重要对象之一。他们需要了解药物的安全性信息、不良反应和药物相互作用等方面的知识，以便为患者提供合理的药物治疗建议。

2. 患者　患者（患者家属、看护人、监护人等）是使用药物的人群，他们对药物的安全性和有效性非常关注。因此，药物警戒风险沟通需要向患者传递药品的安全性信息，教育他们正确使用药物，并告知可能出现的不良反应和风险。

3. 公众　当出现重要且需要快速大面积传播的药品安全性信息时，风险沟通首选的对象最好是大众或社交媒体。

4. 监管机构　监管机构负责监督和管理药品的安全性和有效性。药物警戒风险沟通需要与监管机构保持密切合作，向他们报告药品的安全性信息和风险，以便他们采取必要的监管措施保障公众的健康和安全。

（三）风险沟通内容

风险沟通的信息应当科学、准确、客观，应当避免与沟通目的无关、不适当或违规发布的内容。我国目前的法规尚未要求持有人的风险沟通材料或方案提交监管部门的审批核准或进行备案。药物警戒风险沟通的内容包括但不限于：

1. 药品安全性信息　应当以药品当前获批的说明书为依据撰写相关沟通教育材料，与说明书的内容保持一致，但不仅仅是说明书内容的复制，适当情况下可增加更详细的解释和说明性的信息。包括药品不良反应、相互作用、注意事项、机制、具体特征、风险因素等信息，以及药品的正确使用方法等。

2. 药品风险评估结果　召集药物警戒风险评估人员组建评估团队，以获准的产品信息为主要依据，必要时寻求临床医学药学、流行病学等专家意见，总结风险评估结果。包括药品安全性评价、风险与收益评估等信息，以便医务人员和患者做出合理的用药决策。

3. 风险控制措施　持有人应当基于风险评估结果，制定适宜的风险控制措施，向医务人员和患者提供有关药品风险控制的具体措施和建议，例如调整用药剂量、改变给药途径等。

4. 紧急情况下的风险沟通 在出现药品不良反应等紧急情况时，需要及时向相关方进行沟通，包括向患者提供急救处理建议、向医务人员提供紧急情况下的用药建议等。

（四）风险沟通方式

风险沟通需要通过一定的方式和途径来实现。《药物警戒质量管理规范》规定，持有人应当采用不同的风险沟通方式和渠道，制定的沟通内容要有针对性，以实现不同的沟通目的，确保沟通及时、准确、有效；可采取发送致医务人员的函、患者安全用药提示以及发布公告、召开发布会等沟通方式。

1. 公告和通报 向医务人员、患者和公众发布药品安全性公告和通报，及时传递药品风险信息，提醒相关人员注意用药安全。

2. 学术会议和培训 通过组织学术会议和培训，向医务人员传递最新的药品安全性信息和研究成果，提高他们的药品风险意识和用药水平。

3. 媒体宣传 通过电视、广播、报纸、网络等媒体渠道，向公众传递药品安全性信息和风险提示，提高公众对药品安全的认知和重视程度。

4. 患者教育和咨询 通过开设患者教育和咨询热线，向患者提供个性化的用药建议和安全性信息，解答患者的用药疑问和顾虑。

5. 社交媒体和网络平台 通过社交媒体和网络平台，向公众传递药品安全性信息和风险提示，同时收集和分析公众对药品安全性的反馈和意见，为风险管理提供参考。

总之，药物警戒风险沟通需要采用多种方式，确保信息能够及时、准确、有效地传递给相关方，提高药品使用的安全性和有效性。同时，需要根据不同沟通对象的特点和需求，选择适合的沟通方式和渠道，以达到最佳的沟通效果。

知识链接

药物警戒风险沟通的准备及实施

药物警戒风险沟通属于特殊的风险控制措施，良好的准备、组织是确保沟通顺利进行的重要环节，持有人应根据风险及干预措施的不同，确定需要沟通的直接受众和间接受众，制定适宜的沟通策略，安排合适的沟通人员，制定风险控制措施，并收集和分析反馈以改进药品风险管理和加强药物警戒工作。

风险沟通流程一般如下：讨论风险的性质、可能的影响范围以及初步的应对措施；根据沟通对象确定风险沟通策略，以便选择合适的沟通方式和内容；根据沟通对象的需求和目的，准备相关的药品安全性信息和风险评估结果等材料；实施风险沟通，向医务人员和患者提供具体的用药指导；收集反馈和评估效果，根据实际情况调整沟通策略和计划。

二、药物警戒风险沟通实践

（一）致医务人员的函

作为风险沟通的重要工具之一，致医务人员的函在许多国家或地区早已实施并积累了很多的经验。致医务人员的函是持有人以信函形式将出现的重要风险或更新的药品安全信息发送给医务人员的风险沟通方式。在国外，药品监管机构也有发函的情况。

1. 信函的发起 明确目的和主题，致医务人员的函通常涉及严重安全性问题。在撰写致医务人员的函时，需要将函的目的和主题阐述清楚，即希望与医务人员沟通的内容和主题。例如，介绍药物警戒风险沟通的重要性、介绍新的药品、推广药物使用知识等。

2. 信函的内容 建议使用简练准确的语言，避免使用过于专业或复杂的术语，确保医务人员能够快速了解信函的核心内容。一般包括以下内容：

（1）标题明确 函应当有醒目的标题，标题中应当包含药品的名称（通用名和商品名）、主要目的或主题，如"关于×××药品的安全性提醒"。

（2）对象清晰 标题下方应有明确的收件人，例如"尊敬的医务人员"。

（3）关键内容摘要 以简洁的文字摘要信函中最关键的内容，包括来函目的、重要安全性问题、重要治疗建议等。

（4）具体内容 安全性问题的具体描述，包括涉及的药品及其适应证，风险的背景、特征、危险因素、相关研究和数据，针对风险的治疗建议、采取的措施（包括说明书修订信息）、需要注意的事项，其他需要了解的内容等。

（5）征集不良反应报告，明确需要上报的情形，信函下方注明持有人的联系方式。

3. 撰写要求 在撰写致医务人员的函时，应遵循基本的书信写作规范。要求：重点和要点要突出，让医务人员能够快速了解信函的核心内容；语言简练，突出重点，页数不宜过多，让信函简洁明了，易于阅读和理解；内容客观真实，避免使用主观性语言和夸大其词，可提供足够的证据支持所提建议或风险提示；格式规范，建议使用正式的信函纸张，体现专业性和礼貌性。

4. 信函的发放 致医务人员的函（图4-8）可以选择将信函直接投递给目标医务人员，通过医院、诊所、药店等渠道联系到目标医务人员，进行直接投递。也可将信函以电子邮件的形式发送给目标医务人员，通过互联网将信函传递给目标医务人员，这种方式需要确保接收者能够收到邮件并具有访问电子邮件的能力。另外，可以选择社交媒体分享、会议或培训宣讲时，将药品安全信息传递给目标医务人员。鼓励持有人探索有效的信函发送途径和方式，以便更多的医务人员能够了解和关注信函的内容。

致医务人员的函（日期）

"药品名称（通用名称和商品名称）、主要目的或主题"告知函

尊敬的医务人员：

持有人药品名称（通用名和商品名）、主要目的或主题告知您如下：

摘要

作为函的关键内容，包括来函目的、安全性问题、治疗建议及措施等。

具体内容

对重要安全性问题进行具体描述，包括所涉及的药品、成分、适应证，风险发生背景、特征、影响因素及相关研究和数据资料，治疗建议及应采取的措施（包括说明书修订相关信息）、需注意的事项，其他需了解的内容等。

建议上报情形

提示医务人员通过国家药品不良反应信息网络即国家自发报告系统向监管部门报告，并通过持有人自主收集途径，向持有人报告患者用药后发生的不良反应，包括如何访问报告人员的详细信息（例如姓名、传真号码、邮政地址、网址等）。

持有人联系方式

图4-8 致医务人员的函

（二）患者安全用药提示

持有人发起的患者安全用药提示指持有人作为药品的生产者或拥有者，主动向患者提供的用药指导和服务，以确保患者安全、有效地使用药物。

1. 提示的发起 持有人应该向患者提供明确的安全用药指导，以帮助患者更好地使用药物。建议在以下情形时向患者提供安全用药提示：患者同时使用两种或两种以上含同一成分的药品时，或合并用药较多时；当患者用药后出现不良反应时，或既往有发生过不良反应史时；患者存在特殊疾病或

生理状态，如癫痫、抽搐、高血压；患者使用的药品存在相互作用的风险或其他风险因素，如药物过敏、药品相互作用、用药错误等；患者使用的药品需要特定的用药时间和用药方式，或存在特殊人群使用的限制或注意事项时；患者使用的药品存在高风险因素，如老年人、孕妇、肝肾功能不全等患者；患者使用药品时存在认知、视觉、听觉等感官障碍，或缺乏自我保护能力时；其他需要向患者进行安全用药提示的情形。

2. 提示的内容 建议使用简练、通俗易懂的语言，避免使用过于专业或复杂的术语，确保患者能够快速了解用药提示的核心内容。一般包括以下内容：

（1）标题 应当有醒目的标题，标题中应当包含药品的名称（通用名和商品名）。

（2）药品介绍 包括适应证、安全信息等。

（3）关键内容 患者应当重点关注的药品安全信息，如药物的正确使用方法、药物的不良反应和注意事项、药物的相互作用、停药的指导、药品储存的指导、身体状况监测的指导等。

（4）鼓励患者报告不良反应，说明用药咨询及不良反应报告渠道。

（5）持有人名称、联系方式等。

3. 撰写要求 患者安全用药提示应该使用简洁明了的语言，以确保患者能够理解并掌握。要求：针对性强，重点突出，针对患者最关心的问题和最可能出现的情况进行阐述；信息准确，语言简洁明了，避免使用过于专业或难以理解的术语，以便患者能够理解并遵循建议；内容全面具体，覆盖与药品使用相关的所有重要信息；根据不同的受众群体进行适当的调整，以适应不同患者的需求和认知水平；格式应规范统一，包括标题、正文、结尾等部分，以便患者能够方便地获取信息并遵循建议。

4. 提示的发放 持有人安全用药提示（图4-9）是为了提高患者对药物的认知和理解，从而促进安全、有效的药物治疗。持有人应该根据不同患者的具体情况和药品的特性，设计具有针对性的安全用药提示，并将其发放给患者。发放时应注意：

（1）发放时机 持有人应该在患者需要使用该药物时发放安全用药提示，例如在门诊、药店、医院等场所。

（2）发放对象 持有人应该向每一位需要使用该药物的患者发放安全用药提示，确保每一位患者都能够获得安全用药的指导和提醒。

（3）发放方式 持有人可以通过多种方式发放安全用药提示，如在药品包装上、药品说明书上、医疗设施中以及线上和线下渠道等。

为了达到更广泛地宣传教育目的，患者安全用药提示也可以通过大众媒体或社交媒体进行发布，例如报刊、杂志、电视、广播、网站、微博、微信公众号、博客、论坛、播客等。

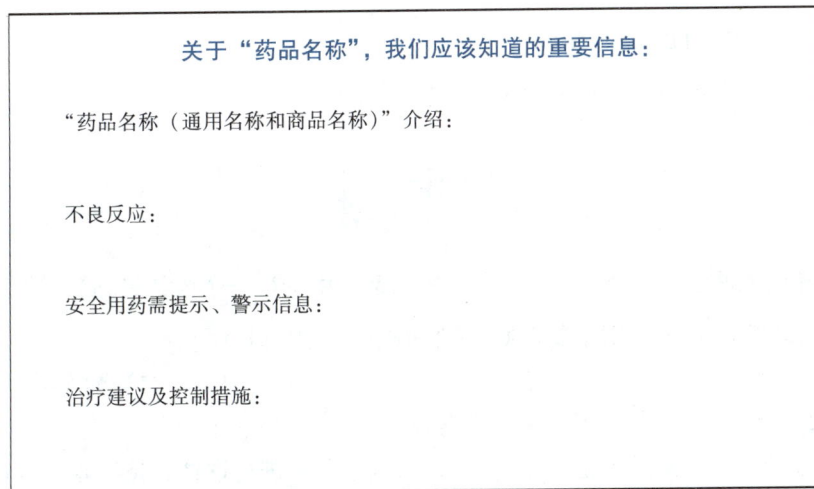

关于"药品名称"，我们应该知道的重要信息：

"药品名称（通用名称和商品名称）"介绍：

不良反应：

安全用药需提示、警示信息：

治疗建议及控制措施：

图4-9 患者安全用药提示

实践实训

实训 16　风险沟通实训

【实训目的】

通过本次实训，掌握开展风险沟通需要的准备工作及沟通的方式，以确保医生、患者和公众都能够及时、准确地了解药品新的安全性信息。

【材料准备】

1. 全班分成 8 个组，6~7 人/组，人数少的班级 5~6 人/组。
2. 计算机。
3. 桌签 8 个。
4. A4 纸若干张。
5. 阅读材料：《药物警戒质量管理规范》。

【任务背景】

一种治疗高血压的药物在上市后发现了一种新的、严重的副作用。这一副作用可能导致患者发生心脏猝死的风险增加。这一新发现的安全风险可能会对公众的健康产生严重影响，因此持有人需要尽快采取风险沟通措施。

【实施步骤】

步骤一　学习材料

学习《药物警戒质量管理规范》第六章第二节，关于风险沟通的规定。

步骤二　列出风险沟通的准备工作

根据任务背景，按照 GVP 要求，列出风险沟通需要进行的准备工作。

步骤三　风险沟通的方式

举例说明持有人应采用哪些方式和渠道进行风险沟通。

步骤四　拓展思考

当药品说明书【不良反应】【禁忌】【注意事项】发生变更，是否需要开展风险沟通。

【操作要点和注意事项】

1. 每个小组要认真学习规范。
2. 明确持有人需要开展风险沟通的内容、对象和方式。

目标检测

答案解析

一、A 型题（以下每道题下面有五个备选答案，请从中选择一个最佳答案）

1. （　）的药品安全风险，采用常规风险控制措施可以得到控制。
   - A. 一般情况下
   - B. 某些重要
   - C. 已识别的重要
   - D. 潜在的重要
   - E. 需要紧急控制

2. 在实施风险控制的方案后，还应当（　），对剩余风险进行评估，持续跟进与改进，进一步优化患者用药获益 – 风险平衡。
   - A. 采取预防措施
   - B. 采取纠正措施

C. 制定药物警戒计划

D. 对风险控制措施的有效性进行验证

E. 与相关人员进行沟通

3. 持有人发现或获知（　　）的，应当立即组织开展调查和处置，必要时应当采取有效的风险控制措施，并将相关情况向所在地省级药品监督管理部门报告。

A. 已识别的安全风险

B. 药品不良反应

C. 药品潜在风险

D. 药品不良反应聚集性事件

E. 原因不明的事件

4. 药物警戒风险沟通工作应当符合相关法律法规要求，不得包含（　　）的内容。一般情况下，沟通内容应当基于当前获批的信息。

A. 任何广告或产品推广性质

B. 风险的背景、特征、危险因素

C. 针对风险的治疗建议

D. 采取的措施

E. 需要注意的事项

5. 在进行药物警戒风险沟通时，以下群体最需要关注和满足的是（　　）。

A. 公司股东

B. 医生

C. 患者和公众

D. 药品生产商

E. 社交媒体

二、X 型题（以下每道题下面有五个备选答案，请从中选择所有正确的答案）

1. 常规风险控制措施包括（　　）。

A. 修订药品说明书

B. 修订标签、包装

C. 改变药品包装规格

D. 改变药品管理状态

E. 召回药品

2. 说明书中涉及安全性的项目有（　　）等。

A. 警示语、不良反应

B. 禁忌、注意事项

C. 药物相互作用

D. 药物滥用和药物依赖、药物过量

E. 特殊人群用药

3. 风险沟通需要通过一定的方式和途径来实现。《药物警戒质量管理规范》第九十二条规定：持有人应当根据不同的沟通目的，采用不同的风险沟通方式和渠道，制定有针对性的沟通内容，确保沟通及时、准确、有效。常见的风险沟通方式有（　　）。

A. 公告和通报

B. 学术会议和培训

C. 媒体宣传

D. 患者教育和咨询

E. 社交媒体和网络平台

三、问答题

1. 针对药品安全性开展的说明书修订内容有哪些？

2. 致医务人员的函应包括哪些内容？

书网融合……

重点小结　　　　微课 1　　　　微课 2　　　　习题

参考文献

［1］袁林，沈传勇．药物警戒体系与质量管理（药品 GVP 指南）［M］．北京：中国医药科技出版社，2022.

［2］袁林，沈传勇．监测与报告（药品 GVP 指南）［M］．北京：中国医药科技出版社，2022.

［3］袁林，沈传勇．风险识别、评估与控制（药品 GVP 指南）［M］．北京：中国医药科技出版社，2022.

［4］袁林，段慧萍．药物警戒实践［M］．北京：中国医药科技出版社，2022.

［5］国家药品监督管理局药品评价中心．欧盟药物警戒质量管理规范［M］．天津：天津科技翻译出版有限公司，2020.

［6］杨威．药物警戒信号检测实践［M］．天津：天津科技翻译出版有限公司，2018.

［7］张冰．中药药物警戒［M］．北京：人民卫生出版社，2015.

［8］魏恒远．ISO9001 质量管理体系及认证概论［M］．2 版．北京：化学工业出版社，2015.

［9］袁林，高燕，路长飞．我国建立药物警戒制度的初步思考［J］．中国药物警戒，2020，17（11）：4.

［10］宋洋，杨悦．欧盟药物警戒体系建立运行与实施进展［J］．中国药物警戒，2014，11（7）：401－406.

［11］王晓燕，杨悦．欧盟新的药物警戒法规简介与启示［J］．中国药物警戒，2013，10（7）：396－399.